朝日新書
Asahi Shinsho 955

エイジング革命

250歳まで人が生きる日

早野元詞

朝日新聞出版

プロローグ〜老化とは何だろう

老化とは動的変化である

同窓会が楽しみになるのは、40歳ぐらいからでしょうか。親友や悪友、あるいは初恋の人と再会したり……。いずれにしても20年以上も時を経てから会うと、たいていは驚きが生じます。


「あれ？　かなり太ってない？」

「頭に貫禄が出てきたね」

「ちっとも変わってないじゃん！　なんでそんなに若いの？」

記憶の中ではかつての10代のままなのに、目の前に現れた友人の姿。その変化が示しているのが時の流れです。若者だった友人の変わりようは、自分の変化も気づかせてくれます。目に見えない「時間」を「見える化」してくれるのが、ヒトの成長、すなわち「老化」といえるでしょう。

私も今ちょうど、42歳の生物学者です。研究テーマは、まさしく「老化」。エイジングについて、です。「人生１００年時代」といわれるこれからの日本で、後半戦も前半戦と同じようにいきいきと過ごしたい。老化に抗《あらが》いたい。要するに、時間の謎に挑んでみたい。それが、研究の動機です。

そもそも、老化とは何か。

まずは、ＷＨＯ（World Health Organization：世界保健機関）の見解から。国際連合の専門機関の一つであるＷＨＯでは、「健康的な老い」について次のように定義しています。

「高齢期の幸福を可能にする機能的能力を開発し、維持すること（developing and maintaining the functional ability that enables well-being in older age）」[*1]

そしてアメリカ国立老化研究所（ＮＩＡ／National Institute on Aging）の定義によれば、老化は「動的変化」です。動的な変化とは、時間の経過と共に起きる生理的、神経的、行動的、社会的な変化のことです。ですから赤ちゃんとしてこの世に生を享《う》けてから起こる変化、それは一定の歳月までは「成長」ですが、成長段階を超えると基本的に「老化」となる。つまり私たちは、日々動的な変化をしている、老いつつある存在だということです。いわれてみれば当たり前ですが、言葉にしてみると、ちょっとした衝撃ではないでしょうか。

何しろ、成長は望ましく、老化は避けたいのが人心。

「這《は》えば立て立てば歩めの親心」

という言葉もあるように、子どもの成長を待ち望む親心はあれども、万人の老化を待ち望む価値観はいまだ浸透していません。そこには、ヒトの一生を時間の一本道のように捉える思考回路があるのかもしれません。「老」という字に、「死」への予兆を感じる不安だといってもいいでしょう。

そんな老化を革新するには、何が必要か。

生物学の知識を活用しながら、その上でどんな哲学が必要か。

日々、世界の学者がこの領域を刷新しつつある現在ですが、100年以上前の名句に示唆にとむものがあります。フランスの小説家、ジュール・ルナールの言葉です。

「どれだけ歳を取ったかでなく、どうやって歳を取ったかだ（It is not how old you are, but how you are old.）」

本書では、老化について考えながら、「エイジング革命」の現状と未来を描いていきます。私たち一人ひとりが携《たずさ》えている自分の身体に問いかけながら、各章の命題を進めていきたいと思います。

最終的には、

「ちょっと、それ本当ですか？」

とさえ感じるような領域へ、皆さんと一緒に行ってみたい。

「エイジング——すなわち老化は、自分でコントロールできる」

そんな夢物語が、今や現実のものとなりつつあるからです。

さあ、さっそく始めましょう。

エイジング革命　２５０歳まで人が生きる日

目次

第2章　老化を革新させる哲学　59

第3章　老化を見える化する科学　89

第4章 老化を抑制する実学 135

第1章

老化をコントロールする知識

老化はコントロールできる

老化は、誰にも避けられません。

老化が時間に伴う動的変化だとすれば、それを避けるのは不可能だからです。

そんな老化現象の一例として、最もわかりやすいのが、「老け顔」です。人間に限らずマウスなどでも、歳を取るとシワやシミができたり白髪になったりします。これらはすべて、動的変化に基づく後天的なプロセスです。

「後天的？　白髪や禿頭は遺伝じゃないの？」

そう思われる方もいるかもしれません。しかしながら本書で詳しく見ていきますが、**老化は「後天的」な変化が8割以上を占めるのです。**つまり「先天的」な遺伝のせいではなく、食事や運動などによって大きく影響される。言い換えれば、生活習慣などに気をつければ、老化はある程度コントロールできるのです。

図1－1　老化は避けられないが防ぐことはできる

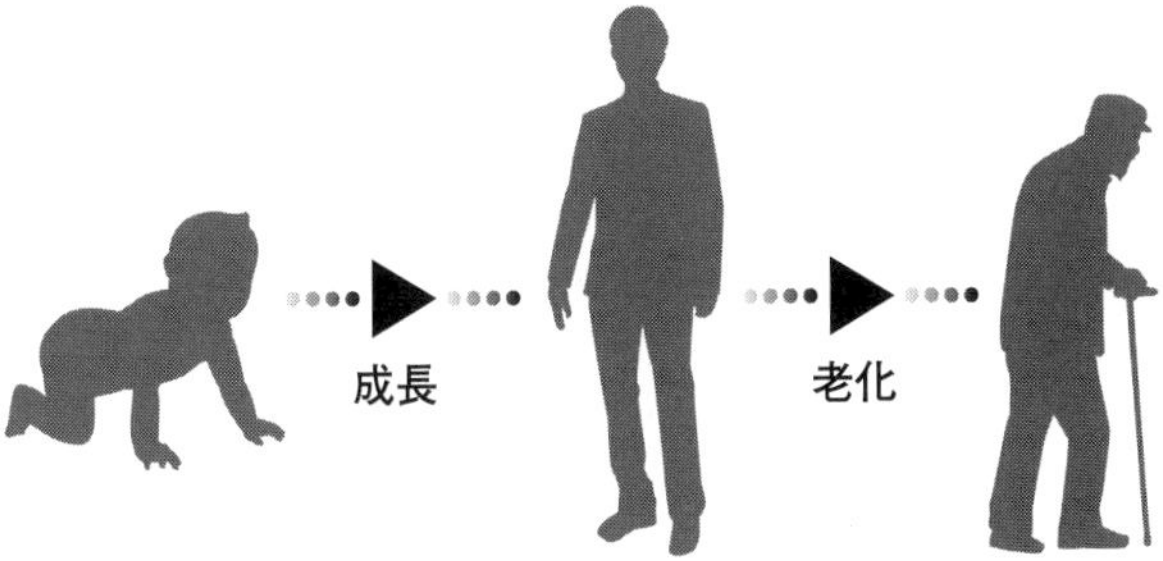

老化は後天的な変化が８割以上を占めるため、生活習慣などで変化する。

先日、こんなことがありました。

あるテレビ番組で、ロックユニット「B'z」の稲葉浩志さんが、４歳上のお兄さんと並んでいる写真を見たのです。思わず、「あっ！」と声を上げてしまいました。二人の年齢差が、とても４歳とは思えなかったからです。ちなみに稲葉さんは１９６４（昭和39）年生まれなので、今年で還暦です。ですが、写真を見る限り、少しもそうは見えません。私は中学生の頃から「B'z」のファンクラブに入っていたので、今でも憧れの存在で大いにバイアスがかかっている可能性がありますが。一方でお兄さんは、年相応のお姿に見受けられました。

「兄弟でも、これだけの違いが出るのだ」

良し悪しをいうつもりは全くありません。お二人とも魅力十分でしたから。ただ、生物学者の眼が何かをつかんだ瞬間でもあり、40代を過ぎるとよく目にする光景でもありました。

この稲葉兄弟の姿とは、老化が後天的である好例を示すともいえます。血を分けた兄弟だから、遺伝的な要因にそれほど違いはないはずです。だとすれば、彼らの見た目の違いは、後天的な要因に大きく左右されていると考えるしかない。実際に、一卵性双生児が100%同じ遺伝的背景であったとしても、老化の進むスピードに違いがあることが報告されています。また、ヒトだけでなく動物でも、幼少期からの生活環境が長期的な影響を及ぼすとの研究報告もあります。*1

詳しくは知りませんが、稲葉さんは若い頃から徹底した体調管理をしていると何かで読んだ記憶があります。そう思ってテレビを見れば、若い頃にタレントデビューした人たちは、どちらかといえばあまり老けない人が多いと思いませんか。最近ではモデルの方を含めて、老化を防ぐためのさまざまな対策が、インスタグラムなどのSNSで数多く発信されています。多くが主観的な方法で、老化研究のサイエンスとは異なるケースも見受けられますが、そのような日々の努力の積み重ねで「老化は防ぐことが可能」であると示されています。

自分への注意が老化を防ぐ

「老化は避けられないが、防ぐことはできそうだ……」

そんなイメージを持ってもらえたでしょうか。だとすれば、いつ頃から意識すると良いのでしょうか。

答えを先にいってしまえば、早ければ早いほど良いのです。簡単すぎると思いましたか？　そう、簡単です。20代でもいい。とにかく若いうちから、**身体に過度なダメージ**

を与えるような生活はできる限り避ける。これが老化を防ぐ大原則です。

具体的には暴飲暴食、偏食、紫外線や乾燥などを避け、もちろんタバコは吸わない。睡眠時間には個人差がありますが、自分なりの快眠を見つけ、それを維持していく。睡眠については「概日リズム」という、体内の自然なリズムに逆らわない心がけも重要です。夜になれば眠り、朝の光で目覚めるという、継続的な身体リズムに則《のっと》って生きるということです。科学的にも、こうした理想的な睡眠パターンの高齢者は、そうでない同年代よりも認知能力が高く、複数の健康問題の発生率が低い傾向があることが報告されています。*2

「じゃあ、手遅れだ……。だってもう、50歳だから」

そう思われる方もいるでしょう。いやいや、まだまだ大丈夫です。できれば40代ぐらいから手を打っておきたかったところですが、50代でも何とかなる余地は十分にあります。たとえ60代以降でも、決して手遅れだとはいいきれません。十分、若返りが可能であることもわかってきています。

あるいは逆に、「もう50歳を過ぎたとはいえ、どこも衰えていないんだけど……」と、納得がいかない方もいるかもしれません。今の時代は、〝健康年齢は歳の8ガケ〟ともいわれていますから。ですが、こうして老化は人それぞれであるからこそ、自覚症状に頼るのは禁物なのです。また、老化は特殊な情報として体内で蓄積されて、**一定の閾値《いきち》を超えた時点から一気に症状として現れる**ことも示されています。第2章で詳述します。


今一度、他人になったつもりで、自分の身体をくまなく観察してみましょう。

よく見ると、皮膚のどこかが傷んできてはいませんか。腫れていたり、黒ずんでいたり、もしくは非常に乾いていたり。それらが目に見えない体内の異常を現している可能性も多分にあります。それこそ細胞レベルで見れば、日々の動的変化は必ず進んでいるので、それらの信号をキャッチする習慣が必要です。老化の抑制も、初めの一歩は自分自身への注意であり関心です。そのためには、身体に関する基礎知識はあればあるほど良いに違いありません。

老化抑制から若返りまで

人間の身体には、約37兆個もの細胞があります。

このぼう大な数の細胞が正常でいてくれるからこそ、健康でいられる。歳を重ねてもそれなりの老化で済むのも、細胞の新陳代謝が正常に執り行われているからです。

仮に肌の細胞のどこかに異常が起きれば、それはシミやソバカスとなって現れるでしょう。あるいは、何かの原因で細胞分裂が暴走し始めると、がんなどの病気を発症します。

細胞が正常な状態を保っていれば、それもできれば若い頃の状態が維持されていれば、「老化の抑止」は可能です。それを目指して、世界の研究者が日夜研究しているといっても過言ではありません。

では、具体的にどうすれば良いのでしょうか。

近年の研究において、細胞を若い状態に保つ方法がいくつか明らかにされています。よく知られているのが、「カロリー制限」です。マウスレベルはもとより、ヒトに近いアカゲザルを使った長期の観察研究により、カロリー制限には長寿効果があることが確認されています。[*3] それによって、カロリー制限のメカニズムがヒトの健康にも応用できる可能性が高いと示されているのです。

さらに、糖尿病の薬「メトホルミン」の老化抑止効果も報告されています。[*4] 1957年、フランスの医師ジャン・スターン氏がメトホルミンの抗高血糖作用を探究し、糖尿病治療への応用を初めて報告しました。それ以来メトホルミンは、ヨーロッパで糖尿病治療に広く使用され、アメリカでも1995年に導入されるなど、現在では2型糖尿病（T2D）治療の第一選択薬となっています。そして近年、さまざまな細胞株やモデル生物を用いた多くの研究により、老化に関連する主要分子を標的にするメトホルミンの働きが老化を遅らせ、それに連なる疾患を緩和させる可能性を持つことが明らかになっています。

あるいは、ここ数年で人気を高めている「NMN」というサプリメントもあります。「NMN」とは、「ニコチンアミドモノヌクレオチド（nicotinamide mononucleotide）」の略で、ビタミンB_3の中に含まれる成分の一つです。マウスレベルの実験では、筋力や炎症、認知機能など広く老化の抑制効果があることが明らかになっています。[*5] 私が留学した先の恩師でロールモデルでもあるデビッド・A・シンクレア教授（ハーバード大学医学大学院）や、「NAD World 2.0」の提唱などで老化制御のトップランナーである今井眞一郎教授（ワシントン大学）が活発に研究されてきた食品にも含まれている物質です。

しかも、こうした抑制手段だけでなく、アメリカではさらに進んで「若返り（リジュビネーション）」の研究が盛んになっています。たとえば、80歳になってしまったアラブ

図1−2　男女別・平均寿命の推移

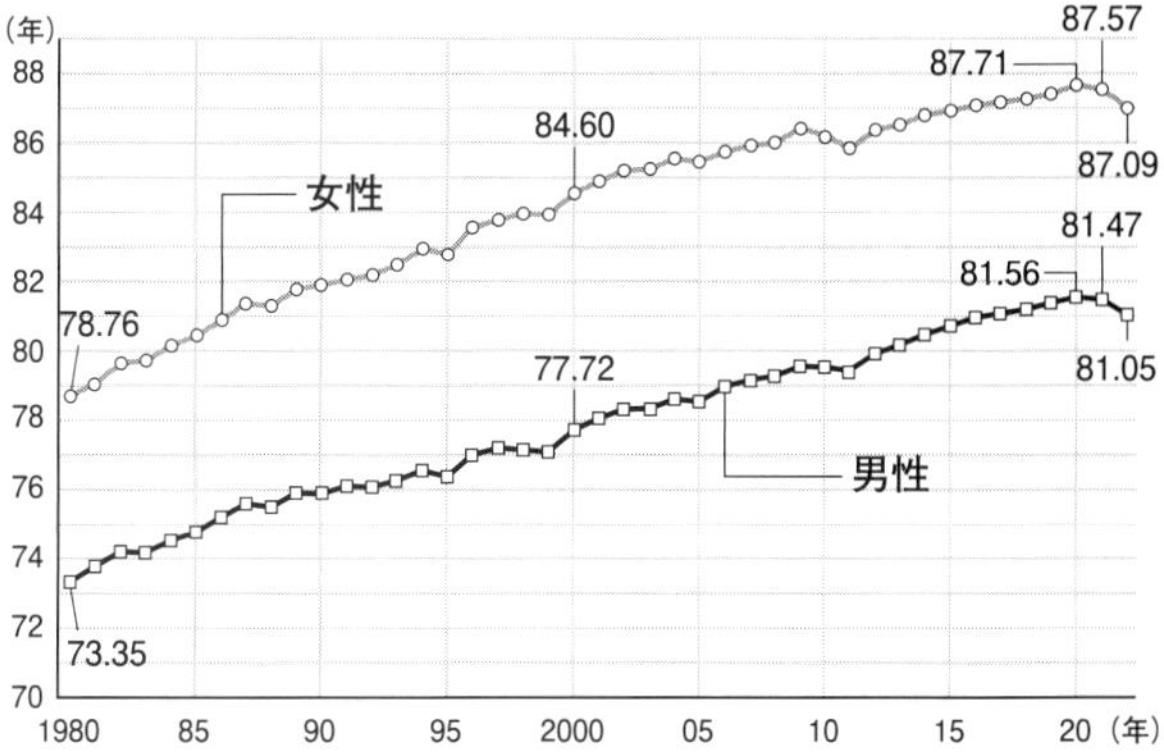

2022年の男性の平均寿命（0歳の平均余命）は81.05年、女性の平均寿命は87.09年となり、共に前年を下回る結果となった。（出所：厚生労働省）

の大富豪が30歳くらいに若返りたい——そんな願望から巨額の研究資金が設けられたりしているのです。もしかすると20年先の近未来では、**「老化を防ぐ」のはもとより「老化した人が若返ったり」、さらには望めば誰もが「老化しないまま生涯を過ごせる」ような世界**が実現しているかもしれません。もちろん、私はそれを信じている一人です。

老衰の壁は越えられる?

現代に戻りましょう。

歳を取ると、いずれ身体は弱り衰えるも

の。

これが「老衰」と呼ばれる現象であり、老衰の壁は誰にも越えられない。たとえどんなに健康でも、いずれ老衰で生涯の幕は閉じられる。誰もがそう思っているはずです。

しかし、この〝壁〟はどこまで確かなものでしょうか。

たとえばそれは、日本人の平均寿命がこの100年ほどでどれだけ延びたか調べてみるだけでも見えてきます。そう、決して強固な壁ではないのです。

日本は世界でも最高レベルの長寿国です。厚生労働省のデータによれば、2022（令和4）年の時点で、男性の平均寿命は81・05歳、女性は87・09歳でした（厚生労働省「令和4年簡易生命表の概況」より）。

この平均寿命が、70年ほど前の1955年にはどうであったか。見れば、男性が63・60歳、女性は67・75歳です。つまり日本人の平均寿命は、この70年ぐらいで20年ほども延びているのです（厚生労働省「令和2年版　厚生労働白書――令和時代の社会保障と働き方を考える――平均寿命の推移」より）。

もっとも平均寿命が延びた理由の一つに、乳児死亡率の大幅な低下があります。ですから、単純にヒトの寿命が延びたわけではありません。ですが、こうして70年間に20年近く延びたのなら、1年平均では20÷70＝0・28（約100日）ほど延びたことになります。この調子で寿命が延びていけば、現在40歳の人の平均寿命が90歳を超える日も、そう遠くはないかもしれません。

しかも、30年前の60歳と今の60歳とを比べてみれば、現代の60歳のほうが平均的に若々しく見えるといっていいでしょう。明らかに、〝老化が鈍化〟しています。少なくとも、人々の健康への意識と行動が、この変化に寄与していることは間違いありません。いわば、**後天的な要因が寿命の延びに影響している**ということです。

健康寿命は自分次第

さらに注目すべきは、単なる平均寿命ではなく、健康寿命でしょう。健康寿命、すなわち「健康状態で生活できると期待できる平均期間」を示す指標です。実際、これは平均寿命よりも短く、2019（令和元）年で男性が72・68歳、女性が75・38歳です（厚生労働省「健康寿命の令和元年値について」より）。

ご存じの通り、個人差が大きく、決して平等ではないのが健康寿命の特徴です。ですが逆にいえば、自分の知識と努力次第で、いかようにでも延ばせる寿命でもあるわけです。

要は、平均寿命も、健康寿命も、現行の数字が生物学的に定められたものではないということです。ゆえに、**いくつになっても健康に生きる手段を、科学的な見地から開拓することに意義がある**のです。

もう一つ、興味深いおまけを。「生き物は老いて死ぬ」という老衰原理は、決してすべての動物に当てはまるものではありません。

ご存じの人も多いと思いますが、老化研究の対象として有名な〝スター〟が、ハダカデバネズミです。このネズミには「老化細胞がたまりにくい仕組みがある」ということを、熊本大学の三浦恭子教授らが２０２３年７月に発表しました。

ハダカデバネズミは、普通のネズミの寿命が３年ぐらいなのに対して、10倍以上も長寿です。年齢を重ねてもほとんど老化せず、がんにもなりにくい。その理由が老化細胞の仕組みにあるということが、研究によって明らかにされたのです。[*6]

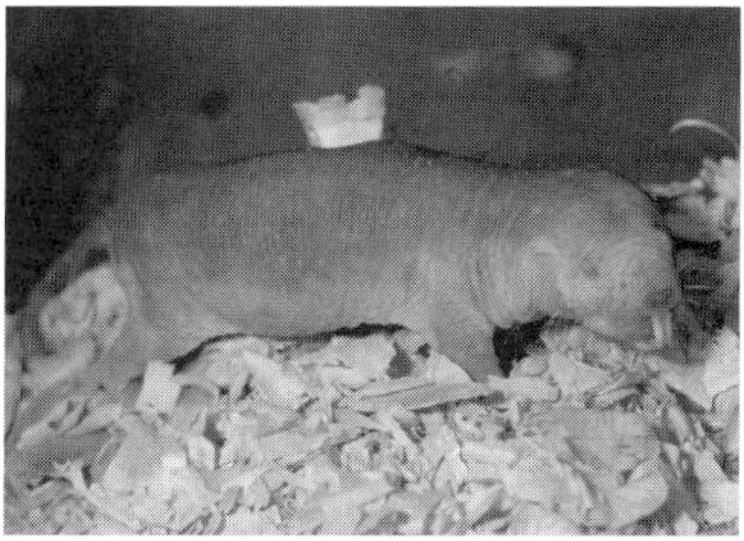
寿命が約30年といわれるハダカデバネズミ。ハツカネズミより10倍ほど長寿といわれる。
ⓒkomiya teruyuki/nature pro./amana images

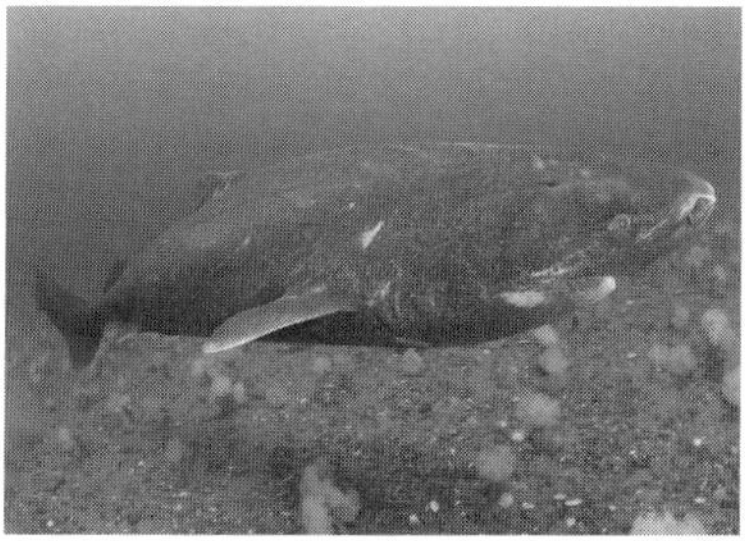
寿命が約400年といわれるニシオンデンザメ。脊椎動物では最大の長寿といわれる。
ⓒDoug Perrine/http://naturepl.com/amana images

あるいは、サメもいます。北大西洋に生息するサメの一種、ニシオンデンザメの年齢を調査したところ、最長で400歳近い個体が見つかっています。このサメもとんでもなく歳を重ねているにもかかわらず、ほとんど老化していません。現在、東京大学大学院の木下滋晴准教授らが、ゲノム解析などを進めています。

つまり、生物は年齢を重ねたからといって、必ずしも老化するわけではないのです。

恒常性をどのようにもたらすか

では、老化を制御抑制してくれる要素とは、どのようなものでしょうか。

現時点で明らかなことを、まとめてみましょう。

先述の通り、37兆個の細胞から成り立っているのがヒトの身体です。それら細胞すべてが協調し、一つの生命を支えています。その**細胞の老化制御に必要なのが、専門用語でいうところの「恒常性（ホメオスタシス）」**です。

恒常性とは、身体の内部や外部の環境が変わっても、生理機能を一定に保つ性質です。

たとえば身体全体を一つの町内会だとすれば、同じ町内に住んでいるご近所同士が、みんな仲良く協調して暮らしていれば、何も問題など起こらないはずです。ところが、そこに突然どこか変なよそ者が侵入すると、どうなるでしょう。決められたルールでゴミを出さなかったり、みんなで協力して行ってきた清掃活動をさぼったりする。その結果、それまできれいに保たれてきた町内にゴミ屋敷が生まれ、秩序が乱れてしまう。町内会が破綻してしまうことさえあるでしょう。体内でいえば、がん細胞などがこのようなよそ者に当たります。

そんな事態を防ぐために、ヒトの身体には、喩《たと》えるなら〝町内警備隊〟のような機能が備わっています。たとえば全身の糖代謝を制御しているFOXO3（forkhead box protein O3）という遺伝子があります。この遺伝子の活性が、センチネリアンつまり1

00歳以上の長寿者になるための、一つのカギだとみなされてきました。ただしこれも、諸刃の剣のような存在でもあるのですが。

というのも、確かにFOXO3の活性が高いと、認知症などを抑えて寿命が延びるようです。けれどもFOXO3遺伝子が発現しすぎると、サルコペニア（加齢による骨格筋量の低下）が進む確率も高くなってしまう。であるならば、寿命を延ばすためにFOXO3を37兆個の細胞すべてで発現させるのではなく、限られた細胞だけで発現させたい――。ところが、そんな処方は現在の医療では不可能であり、机上の空論の域を出ないのが実情です。

あるいはセンチネリアンを対象とする別の研究では、APOE遺伝子の役割も指摘されています。さらにTOMM40、APOC1、SOD2、KLなど長寿に関連する遺伝子が相次いで発見されています。*7

これらの遺伝子の働きも踏まえながら「恒常性」を、どのように後天的にもたらすか。そんな発想から生まれたのが、「老化は治療可能」という考え方、すなわち「老化は病気である」という視点です。

老化という病気の二面性

「老化は病気である。病気であるからには治療できる」

これは私の師、シンクレア博士の持論でもあります。これに関する著書『LIFESPAN――老いなき世界』(原著2019年刊)も、世界的なベストセラーになりました。

ハーバード大学医学大学院の遺伝学教授であるシンクレア氏は、実際、自らも病気にならないよう、つまり老化しないようにさまざまなケアを日々行っています。

具体的にはカロリー制限をして、NMNなどのサプリメントを摂取する。また環境をいつも少し寒いぐらいにしておく。なぜ、わざわざ寒くして我慢するのかといえば、強すぎるストレスは身体にダメージをもたらしますが、「適度なストレスは、老化の抑止力になる」というのです。

それればかりではないのでしょうが、確かにシンクレア博士は若々しい。半年ほど前に久しぶりに会ったときも、「もしかして本当に若返っているんじゃないか」と、少しびっくりしたほどです。

では、「老化が病気である」のであれば、それはどのような病気なのでしょう。

先述の通り、老化とは、動的な変化です。そして時間の経過による動的な変化は、次の二つに分けられます。「致命的な疾患」と、「身体機能の低下」です。

致命的な疾患とは文字通り、死亡率を高めるような変化です。たとえば心不全や腎不全などがそれに当たり、少し怖い表現をするなら「一度発症すると、今のところまず治りません」という不治の病です。

他方の身体機能の低下は、筋力低下や記憶力の衰え、関節のしなりが悪くなるなどの変化として現れてきます。その結果として「Q・O・L（Quality of Life：生活の質）」が落ちていく。決して致命的ではありませんが、結果的に人生を謳歌できなくなるような、健康寿命を損なう病だと捉えてください。

この**致命的疾患と身体機能の低下が一体となった状態、それが「老化という病気」**です。

老化の治療は意識から

たとえばシンクレア博士は、『LIFESPAN』で次のように書いています。50歳で肺がんと診断された、自身の母親についての記述です。

1つ指摘しておきたいのは、母が肺がんと診断される前から（それをいうなら最初のがん細胞が肺で無秩序に増殖しだす前から）、すでに老化は始まっていたということだ。もちろんそれは母に限ることではない。老化のプロセスは、人が気づくよりずっと前から始動している。遺伝病や不治の病《やまい》で不幸にも若くして命を落とすケースは別として、たいていの人は高齢者特有とされる症状が積み重なるよりかなり前から、老化の

影響の少なくとも一部を感じるようになる。分子のレベルで見ると、まだ外見も気分も若いうちから老化のプロセスがスタートすることが多い。（『ＬＩＦＥＳＰＡＮ』梶山あゆみ訳／東洋経済新報社／２０２０年）

彼の母親は、大好きだったタバコをやめて肺の一つを切除することで、その後70歳まで生きたといいます。シンクレア氏はここで、

「喫煙が老化の時計を速く進ませ、非喫煙者より早く死亡するリスクを高めるのはわかっている」

「一方、老化はどうか。老化もまた死亡の確率を高めることが明らかになっているのに、私たちはそれを避けて通れないものとして受け入れている」

と、鋭く指摘しています。

いかがでしょうか。

老化を必然とするか、しないか。

老化も致死の病根だとみなすかみなさないか。後者を選択することで、人間は寿命を延ばすことができる。言い換えれば、**身体に関する知識と意識で、人間は健康寿命を引き延ばすことができる**のです。

実際アメリカでは、健康な高齢者と不健康な高齢者を分けるのは「教育」だといわれています。もちろん、これはアメリカに限った話ではありません。ヨーロッパでも同様です。OECD（経済協力開発機構）加盟23カ国において、学歴と性別に基づく寿命の違いを調べた研究がありますが、この結果によれば、高学歴者と低学歴者の平均余命の差は、25歳時点で男性が8年、女性が5年、65歳時点で男性が3・5年、女性が2・5年であることが示されました。[*8]

要するに、健康も知識次第。それなりの知識があれば、望み通りの健康を保ちながら歳を重ねていける、ということです。

エイジング・クロックの必要性

健康寿命の知識を追究しているのが、「老年医学」です。アメリカでは「ジェロントロジー（Gerontology）」と呼ばれていて、わかりやすくいえば高齢化を科学する学問、具体的には高齢者が健康でいるための在り方を研究します。

一方、私が日々携わっているのは、「老化研究」です。この領域では、細胞内の分子の動きなどを探究し、サイエンスの力で健康寿命を延ばそうと考えています。老年医学と老化研究、漢字で記せば「老」が同じ。中身も一見似ているようですが、老化に対するアプローチが異なる、というわけです。

その老化研究は今、とてつもない勢いで世界的に加速しています。その背景には二つの大きな変化があります。

一つめは、ビッグデータの力です。ご存じのように現代は、ヒトのさまざまなデータを、とんでもない量で、しかも精密に収集できるようになりました。それこそ細胞内の

図1―3　生物学的年齢の定量化による老化抑制への応用概念

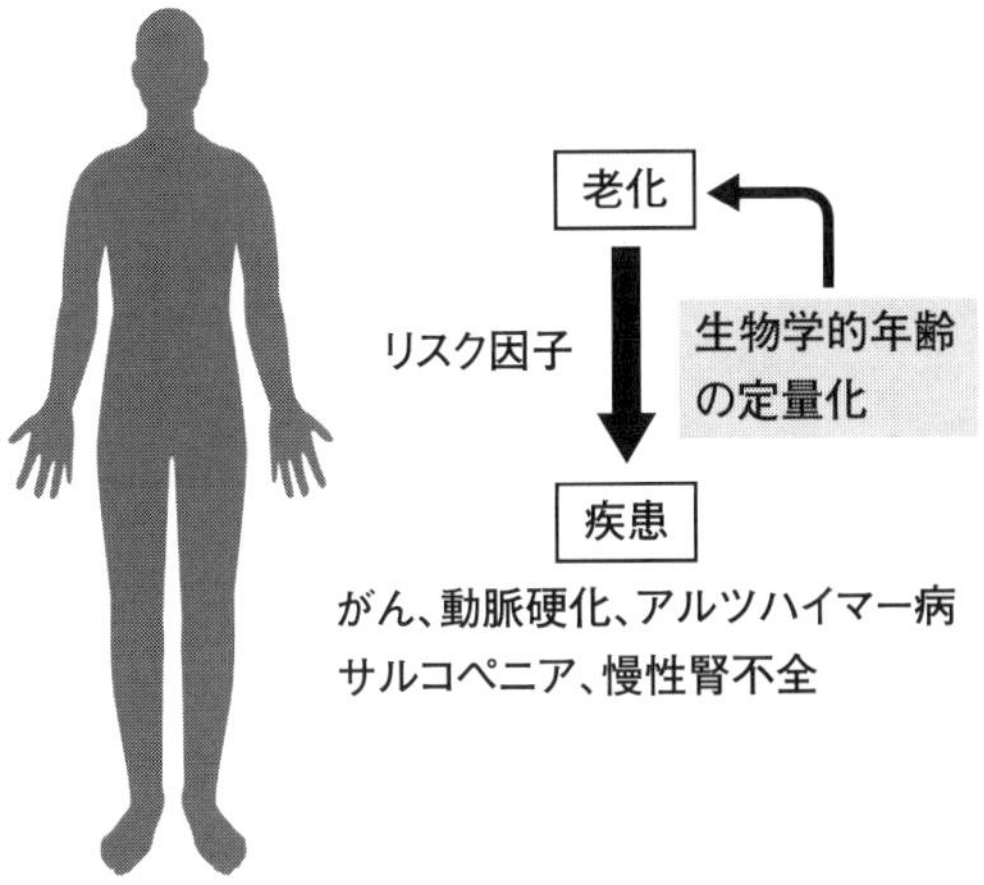

老化研究は、エイジング・クロックによる生物学的年齢の予測および定量化を目指している。

分子レベルの変化までも追跡可能です。

二つめは、そうやって収集したビッグデータを解析するＡＩの力。そのレベルは、日に日に進化しています。たとえば、ＣｈａｔＧＰＴ３が３・５にバージョンアップし、さらにＣｈａｔＧＰＴ４が出るまでに、どれだけの時間が必要だったでしょうか。この超短時間での生成ＡＩのとてつもない進化を活用すれば、あるいは生成ＡＩの今後のさらなる進化も計算に入れるなら、これまで想像もしなかった知見を得られる可能性が高い。

その成果として**私たち老化研究者が目指しているのが、「エイジング・クロック（Aging Clock）」の確立**、すなわち生物学的年齢の測定です。

さまざまなバイオマーカー（血圧や心拍数、血液中のタンパク質の量など）を測定して解析すれば、ヒトの生物学的年齢がわかるはず。その先には加齢性疾患の予測と予防が見えてくる。ゆえに統合的なエイジング・クロックを確立すれば、いずれは健康寿命も科学の力で延ばせるようになる、と考えています。

エイジング・クロックを最初に提唱したのは、UCLAのスティーブ・ホバース博士です。2013年のことです。ホバース博士は、DNA配列における特定の部位（ヒトの細胞であれば353カ所あります）のメチル化パターンを利用して、細胞の年齢を推定する手法を開発しました。

これがエイジング・クロックの第一世代であり、現在ではさらに研究が進んでいます。その結果、「グリムエイジ（GrimAge）」「DNAフェノエイジ（DNA PhenoAge）」といった第二世代、そして「デュンディンペース（DunedinPACE）」など第三世代の新たなエイジング・クロックが次々と開発されています。これらは暦年齢ではなく健康年齢を測定することで、疾患や死亡率の予測に有効です。一方で、それぞれ異なる年齢や人種の身体機能のデータを基に作られたアルゴリズムのため、どのような場面で使い分ければ有効なのかはまだわかっていません。

いずれにしても、これらすべてがヒトの細胞年齢を推定する手段ですが、一連の手法からわかる事実があります。その人の暦年齢との違いです。いわばそれが健康年齢であり、実年齢は35歳だけれども、細胞年齢（健康年齢）はまだ20歳ぐらいで「とても若いですね」、というわけです。

たとえば、健康診断の項目に「エイジング・クロック測定」が加わる未来はこんな感じです。

「あなたの実年齢は40歳ですが、エイジング・クロックすなわち老化度は60歳です」ですから今すぐ、カロリー制限をしてください。睡眠時間を増やしてください。この飲み薬を服用してください――。

このように未来の社会では、「飲み薬＝化合物」で細胞が若返る治療が実現されるのです。SFでは決してなく、いずれ必ず訪れる社会です。

エイジング・クロックの指標

現在でも、老化の測定はある程度可能です。

老化の指標となる一つの例が、「DNAのメチル化」です。専門用語になるので、少々説明しましょう。

DNAのメチル化――この現象は、DNAを構成する4つの塩基（A：アデニン、T：チミン、G：グアニン、C：シトシン）の一つ、シトシンにメチル基（CH_3：有機化合物の構成単位として最も一般的なものの一つ）がくっついて起こる現象です。その結果、本来働くべき遺伝子の発現が抑制されてしまうのです。ですから体内のメチル化現象を測定すれば、老化の進み具合についての一つの目安を得られるというわけです（すなわちエイジング・クロックです）。最近では、シンクレア研究室で非常に安価な手法が開発されており、今後もＤＮＡのメチル化を使用したエイジング・クロックが広く使われていくでしょう。

最近の論文では、「血中の炎症の程度によって老化度を測れる」ことが発表されました。「ｉＡｇｅ（inflammatory-aging）」と呼ばれる手法です。体内の炎症はさまざまな悪影響を及ぼし、老化の一因となります。そのため炎症がどのくらい進行しているかを測れば、それが老化の一つの指標となるのです。また、顔の表情、シワやたるみなどは身体機能と相関するという論文に基づき、顔の画像診断からエイジング・クロックを推定するものもあります。

今のところ日本では、ＤＮＡのメチル化を測定するサービスは提供されていません。

アメリカにはそんなベンチャーもあるので、いずれ日本でも同じサービスが始まる可能性はあるでしょう。ただし、科学的な知見でいえば、DNAのメチル化と健康リスクの相関精度は、それほど高くありません。ですから近い将来サービスが提供されたとしても、一つの目安ぐらいに捉えればいいでしょう。

異なるエイジング・クロックの指標として、「ケモカイン」に注目した論文も出ています。[*9] ケモカインとは塩基性のタンパク質でサイトカインの一種、だからケモカインが増えるとさまざまな炎症につながります。ケモカインの中でも「CXCL9（CXC motif chemokine ligand 9）」と呼ばれるサイトカインタンパク質が、加齢に伴って変化する炎症マーカーだとわかってきました。よってCXCL9の測定が、老化度の解釈につながるのです。

もちろん、ケモカインの測定だけでヒトの老化度が完全にわかるわけではありません。より精緻《せいち》なエイジング・クロックを作るためには、きめ細かな仕組みが必要です。その人の医療情報、具体的には心機能や脳機能、筋力などのデータに加えて、DNAのメチル化やケモカイン、さらにはゲノム（DNAの全遺伝情報）などのデータをすべて集めるのが大前提です。

これらのビッグデータを、ディープラーニングなどを用いて解析する。するとより精度の高い数値になる。それを基に老化度、すなわちその人のエイジング・クロックが可視化される――そんな近未来像が描かれています。早ければ、おそらく5年後あたりから、このような老化測定サービスのさきがけが現れると私は見ています。

エイジング・クロックが導く可能性

私は今、血液中のゲノムをすべて読んで、その人の健康年齢や疾患を予測する共同研究を進めています。実際に取り組んでいるのは、検死の際に得られるサンプルを活用した研究です。

日本は世界の中でも、健康診断情報がとても充実しています。ですから検死で得られるサンプルと、その方の過去の健康診断情報を突き合わせれば、さまざまなことがわかります。この知見をエイジング・クロックに活かしたい、と日々挑んでいます。

この研究がうまく進めば、一人の人間の未来がわかるようになります。つまり、ある年齢でエイジング・クロックを測れば、その人の老化度がわかる。さらに**何年後にどんな疾患を発症するのか、どんな身体機能の低下が起こるのか**までわかる。人生を〝未来予測〟できる可能性があるのです。

自分の未来がわかってしまう、などというと抵抗を感じる人もいるかもしれません。ですが、サイエンスの力をもって、未来は不確かなものではなく予測可能であると理解すれば、エイジング・クロックの確立も人類の進歩の一つです。そのサイエンスの力をどのように利用するかは、あくまでも一人ひとりの認識次第です。ですから、私たちは来《きた》る未来に備えて、科学リテラシーを高めておいたほうがいい。

それでは、さっそくエイジング研究のこれまでの道のりを遡《さかのぼ》ってみましょう。

エイジング研究の最前線

一連のエイジング研究が盛んになりだしたのは、ざっと20年ほど前からです。わずかここ10年、20年の間にも、注目すべき研究成果が数多く生まれています。主なものは次の通りです。

・カロリー制限によって寿命が延びる。
・長寿遺伝子といわれるサーチュイン遺伝子を活性化すれば寿命が延びる。
・糖尿病の薬メトホルミン、他にもラパマイシンと呼ばれる化合物を服用すれば寿命が延びる。

たとえば先述のサプリメント「NMN」は、このサーチュイン遺伝子を活性化するとされています。ただし、この段階では誰もまだ、老化を疾患とは考えていませんでした。

ですからＮＭＮにしてもラパマイシンにしても、あくまでもアンチエイジングの手法の一つだったのです。

ところが２００５年頃から、新しい研究成果が出てきました。「パラバイオーシス(Parabiosis)」と呼ばれる、血液交換術です。若いマウスの血液を、年寄りのマウスに注入すると、年寄りマウスが若返って身体機能が改善された――まるでドラキュラみたいな話が、科学的に証明されたのです。[*10]

要するに、若返りです。

これは、老化に抵抗する、アンチエイジングとは異なる方向性であり、目指す結果が違います。老化しないようにするのではなく、老化を治療して若返るのです。50歳の男性が、若返りの治療を受けて、30歳になる。そんな世界です。

また、若返るだけでなく年寄りの血液が入ったマウスが老化してしまったことから、血液に含まれている成分によって老化がコントロールできるのではないか、という概念が生まれて一気に研究に弾みがつきました。**老化は治療できる、ならば、どうすればいいか。**そう考える研究者が増えてきたのです。

続いて２０１６年に出てきた研究成果も驚きでした。

スペイン人の研究者イズピスア・ベルモンテ教授が、「山中４因子（Oct3/4、Sox2、Klf4、C-Myc／別名：iPS細胞〈人工多能性幹細胞〉）」を用いた細胞のリプログラミングによって、マウスの寿命を延ばすことに成功します。[*11] 山中４因子とは、ノーベル生理学・医学賞を受賞した、京都大学の山中伸弥教授が発見した４種類の遺伝子（タンパク質）で、幹細胞のようにさまざまな細胞や臓器になる機能（多能性）を持っています。

シンクレア博士たちも画期的な成果を収めます。２０２１年、神経の若返り効果を山中３因子（Oct3/4、Sox2、Klf4）を使って実証し、さらに２０２３年、山中３因子の代わりに化合物のカクテルを使い、同じような老化した細胞の若返りを実現しました。化合物で細胞機能やエイジング・クロックが若返る――つまり、細胞が若返る飲み薬の実質的な可能性が証明されたのです。[*12]

老化が数値化される未来

老化が病気と認められたら、何がどのように変わるのでしょうか。

2021年頃からWHOでは、病気を診断する際の国際標準として使われる「ICD（International Classification of Diseases：疾病及び関連保健問題の国際統計分類）」に、エイジングを加える動きが生まれています。直近の改訂では見送られましたが、アメリカでも老化を疾患と認定する動きが現実のものとなりつつあります。[*13]

実際アメリカでは、先述のメトホルミンを用いた臨床試験（運動器カテーテル治療〈TAME／Transcatheter Arterial Micro Embolization〉）が行われています。これは認知症やがんの抑制効果を調べる試験で、「アメリカ老化研究連盟（AFAR／American Federation for Aging Research）」の支援を受けています。サウジアラビア王室が健康寿命を延伸することを目的に立ち上げた、「ヘボリューション財団(Hevolution Foundation)」も支援しています。[*14]

要するに、もしかするとそう遠くない未来に、「あなたの病気は、老化ですね」と病院で診断される可能性が少しずつ高まっているということです。

とはいえ具合が悪くて病院に行ったとき、医師から次のようにいわれたらどんな気持ちになるでしょう。

「あなたは、老化という病気ですね。老眼が進んでいますし」

「老化に罹っていますよ。筋力低下が目立つので、フレイルにも注意しましょう」

「認知能力が、かなり落ちています。老化が進んでいますよ」

歳を取った人にとって、これらはごく普通の診断ともいえます。ある意味、そんなこと自分が一番わかっているよ、と。それより何にも増して知りたいのは、「じゃあ、これからどうなるの？」といったことではないでしょうか。

より進んだ近未来を想像してみましょう。たとえば病院でエイジングバイオマーカーを調べたところ、あなたの10年後はこんな感じですと、生成ＡＩが画像で見せてくれる。そこに映し出された自分の姿は、顔にはシミがたくさん浮いていて、頭は真っ白。しかもすっかり肥満体になっている……。そんな姿を見せられたら誰しも、今日から自分の行く末を変えようと思うはず。リアルな老化を知ることで、老化の予防に自ら手を打つ人が増えていく。その結果、健康寿命も延び、医療費も抑えることができるでしょう。

だからこそ、エイジング・クロックの早期確立が重要だと私は考えています。バイオマーカーに基づく数値的根拠や、目に見える変化の画像。いわば「老化の数値化」が医療分野でもますます求められてくるでしょう。**科学的見地に基づく今後の大きな医療進化、それは、エイジングの領域になるだろう**ことは間違いありません。私たちはそんな時代に生きているのです。

ハピネスも老化を左右する

本章の最後に、精神面の話にも触れましょう。

あなたは、自分を幸せだと感じていますか？
それとも少しばかり不幸かも、などと思っていますか？

実はそれも、寿命に関係してきます。
長寿の人は、周囲との人間関係が良好で、日々の中で幸せを感じることが多い。逆に、平均寿命を超えられない人は、ひとりぼっちで孤独な人が多く、幸せを感じることが少ない。そんな研究成果が論文で示されています。[*15]
実際にマウスレベルの実験では、もっと恐ろしい結果が判明しています。集団で飼っているマウスと、個飼いの単独マウスでは、明らかに寿命が違ってくるのです。一匹だけで生きているマウスは、とても短命です。[*16] このような研究成果は、社会的ストレスと社会的地位の低さが哺乳類において寿命を縮め、心血管疾患（ＣＶＤ）のリスクを増大させることを示唆しています。

ある年のＴＥＤトークで有名になったハーバード大学の研究成果として、次のような内容が明らかになっています。[*17]

人を幸福にし、健康にするのは何よりも良い人間関係であり、その人間関係について大きな教訓が三つある——。

1　家族、友人、コミュニティなど、周囲とつながりを持っている人は、そうでない人よりも幸せで健康で長生きする。

2　身近な人たちとの人間関係の質が重要である。

3　良い人間関係は、その人の脳も守る。

ハピネスと免疫力については、他にもさまざまな研究成果が見られます。

ハピネスを感じている人ほど、免疫力が高い。

だから感染症に罹りにくいし、がんにもなりにくい。

卵が先か、鶏が先かのような話になりますが、多くの人と交わりながら機嫌良く過ごすことが精神に幸せをもたらしてくれる。これが免疫力を高め、致命的疾患を遠ざけてくれる。するとますます他人との交流も深まり、身体機能の低下も避けられる。こうして**良い人間関係が、健康寿命を延ばしてくれる**のです。まさしくこれも、後天的な影響というものです。

第2章

老化を革新させる哲学

老化研究に恵まれている日本

「百寿者」という表現を最近よく耳にします。百寿者、すなわち「センチネリアン」とは、年齢が100歳以上の人のことです。さらにそれを超えて110歳以上の人は、「スーパーセンチネリアン」と呼ばれます。まさしく老いの優等生であるのが、センチネリアンの人々です。

日本では、センチネリアンの人口数が年々増えています。2023年9月時点で、100歳以上の高齢者は約9万2000人います（厚生労働省広報資料〈2023年9月15日付〉より）。

しかも、その9割が女性です。なぜ、女性のほうが長生きする人が多いのか。はっきりした理由は明らかになっていませんが、通説として男性の喫煙や過度の飲酒、過体重の傾向などが原因として挙げられることがあります。他にも男性ホルモンの影響などもいわれます。簡単にいえば、男性ホルモンであるテストステロンのせいで好戦的になったり、交通事故やトラブルに巻き込まれたりする可能性が生じやすいという説です。ちなみにアメリカのデューク大学の研究によれば、テストステロン値の上昇といわゆる危険な行動は関連しているとも示されています。いずれにせよ、遺伝子のたった一つの違いが寿命にどこまで影響するのかは、今後の研究課題の一つです。

　ともあれ、日本は老化研究について恵まれた国です。**健康診断を含めた生涯にわたる質の高い医療データと、バイオバンクがあるから**です。センチネリアンやスーパーセンチネリアンたち超高齢者の研究も多岐にわたって行われていることで、百寿者特有の細胞の存在も、日本の科学者によって近年明らかにされました[*1]。具体的には、超高齢者から採取した数千の循環免疫細胞を単一細胞レベルでプロファイリングした結果、ヘルパー機能を持つ「CD4 T細胞」が同定されたという成果です。

　本章では、老化の理想形である健康長寿を起点に、科学的見地の最前線へと皆さんをお連れしたいと思います。

老化問題は社会を映す

世界には、長寿で知られる5大地域があります。名付けて「世界の5大ブルーゾーン」。日本の一地域も堂々とその中に含まれています。次の通りです。

1 沖縄（日本）
2 サルデーニャ島（イタリア）
3 ロマリンダ（アメリカ・カリフォルニア州）
4 イカリア島（ギリシア）
5 ニコヤ半島（コスタリカ）

「沖縄は、世界有数の長寿地域なのか！」

そう驚かれた人も多いのではないでしょうか。沖縄には長寿の人が多い——その理由としてまず考えられるのは、食生活でしょう。沖縄料理は、基本的に塩分が少なめです。糖分も控えめで、野菜の摂取が多く、オメガ3脂肪酸のような魚由来の油をたくさん摂ることができる。まさしく長寿食です。

さらに沖縄には「ゆいまーる」という助け合いの精神が根づいていて、仲良し同士で踊ったり歌ったりして楽しんでいる。生涯にわたる友人が多いのも、長寿の理由の一つだと思います。ちなみに、5大ブルーゾーンに見られる5つの共通項は次の通り。**「強い社会的なつながり」「健康的な食事」「適度な運動」「ストレスのない生活」「人生の目的や目標」**です。

その一方、同じ日本でも平均寿命の短さで知られているのが、東北地方の青森県や秋田県などです。意外かもしれませんが、四国地方の高知県や徳島県も平均寿命は長くありません。この理由も想像がつくと思いますが、やはり食事の影響が大きいでしょう。東北地方の食事は塩分が多い。あるいは四国地方といえば讃岐うどんの本場ですから、炭水化物摂取量の多さが、寿命に関係しているのだと思います。

ただし沖縄も、最近では決して長寿県とはいえなくなっています。なぜなら食事が、伝統食からハンバーガーなどアメリカ風のファストフードに変わってきているからです。ちなみに2020年の平均寿命の都道府県別ランキングを見ると、沖縄は男性で43位（80・73歳）、女性で16位（87・88歳）となっています（厚生労働省「令和2年都道府県別生命表の概況」より）。それほどまでに、食事は寿命に大きく影響を与えるのです。

このように考えてみれば、今後の日本が「長寿国」であり続けられるかどうかは、ライフスタイルの変化次第だといえるでしょう。過食や飽食、運動不足や孤立や引きこもり。こうした昨今の話題は、老化を促進させる要素に満ち満ちています。ちなみに興味深いことに、センチネリアンの子どもたちは、必ずしも長寿ではありません。そのため**百寿の理由は、遺伝的な要素よりも後天的な環境要因のほうが大きく影響している**と考えられています。これらの事実も、「老化問題は社会を映す鏡」とみなされるゆえんでしょう。

ただし10年ぐらい先には、若返りの研究もかなり進んでいるはずですから、その恩恵を受けて長寿の選択肢は増えているはずです。ぜひ、そうなってほしいし、そうしたい。そのため日夜、研究を進めています。

老化の謎との出会い

前章で述べたように、カロリー制限にも長寿効果があります。だとすれば、身体の大きな人と小さな人では、寿命に違いが生じる可能性があります。

要するに、身体が小さく食事の量も少ない人は、カロリー制限の恩恵を自然に受けている。逆にたくさん食べて、エネルギーもたくさん産出していると、酸化ストレスも起きやすくなるため早死にする可能性が生まれる。それればかりでなくただ単に、体内の細胞量の比較を基に、身体の小さい人は大きい人より長生きするとした研究成果もあるくらいです。

小柄で長生きといえば、私の祖父がまさしくそうでした。もちろん、これは「N＝1（サンプル数が一人）」の話であり全く科学的ではありませんが、祖父は95歳まで健常に生き、そして他界しました。１６０㎝に満たない身長で食事の量も少なく、いつも菜食を心がけていました。犬好きでしたから、朝夕欠かさず犬と散歩をする。詩吟も嗜《たしな》み、数人の仲間と死ぬまで楽しく励んでいた。まるで長寿のお手本のようなライフスタイルでした。そんな祖父は、たかが「N＝1」されど「N＝1」として私の心に強く残っています。

ところで、身長と体重から算出する肥満度を表すＢＭＩという体格指数があります。「Body Mass Index：ボディ・マス指数」の略です。計算方法は、ＢＭＩ＝体重（kg）÷身長（m）÷身長（m）。たとえば体重が60kgで身長が１７０㎝（＝１・７ｍ）の人のＢＭＩは「60÷1.7÷1.7=20.76」となります。ただしこのＢＭＩは、単に低ければ良いとか、高いからダメだという数値ではありません。ＢＭＩが「22」になる体重が望ましく最も病気になりにくいとされ、「25」を超えると生活習慣病のリスクが高まります。

一方で、40歳を過ぎて低体重の人は、寿命が短くなる傾向があります。*2

祖父を思い出したところで、私自身のエピソードに少々おつきあいください。

そもそも、なぜ、老化に興味を持ったのか。そのきっかけをお話ししたいと思います。子どもの頃から植物、動物に関係なく、生き物の多様性に惹かれていました。高校時代は友人と共にテレビゲームをしアニメを見ながら、リチャード・ドーキンスの『利己的な遺伝子』（日高敏隆、岸由二、羽田節子、垂水雄二訳／紀伊國屋書店／1991年）を読み耽《ふけ》るような日々でした。

「生命とは一体何なのか？」

今も変わらず、それは最大の関心事です。

大学に入学した頃、自主学習と呼ばれる学生数名のチームで課題を見つけてまとめる履修があり、「老化」を選択しました。大学の図書館で老化についての日本語の総説を読むうちに、京都大学の鍋島陽一先生による「クロトー（Klotho）」と呼ばれるタンパク質についての論説に出会います。**クロトーはまさしく老化や健康に影響するタンパク質で、それによって老化が加速する**とも書かれてありました。

老化が加速するって、一体どういうことだ？

思えばそれが、「老化の謎」との出会いでした。不思議に思っていろいろ調べてみると、「ウェルナー症候群」や「ハッチンソン・ギルフォード・プロジェリア症候群」を知りました。どちらも稀な遺伝性疾患、まさに老化が加速しているように思われる病気です。

遺伝子の突然変異と難病

ウェルナー症候群とは加齢の早まる疾患で、極めて早い時期から老化が始まります。原因は、WRN遺伝子の変異です。変異とは、たとえばたった一つの塩基、シトシンがチミンへ突然変異することでタンパク質が短くなったり、重要な機能が失われる原因になります。具体的には、WRN遺伝子のDNAを修復する機能などが低下してしまう。その結果、DNAに傷が蓄積したり、ミトコンドリアの機能が低下するなどによって老化が早まるのです。そればかりでなく、成長が遅れたり、糖尿病や動脈硬化などの病気に罹りやすくもなります。これまでに国際的な研究と症例登録によって、多くのWRN遺伝子変異が見つかっています。

ハッチンソン・ギルフォード・プロジェリア症候群も、特定の遺伝子LMNAの変異によって起きる疾患です。LMNA遺伝子に変異があると、細胞膜の構造が不安定になるのです。その結果、ウェルナー症候群と同じようにDNAに傷が蓄積して、多くの細胞の機能が失われてしまい、成長不全や心臓病などを早い段階で発症します。

これらの先天性遺伝子異常の早老症に罹患した人々は、平均寿命が13歳前後だといわれています。何とかして、彼らを救う方法はないのだろうか。そんな思いで胸がざわつきました。

2002年当時、日米欧など各国がヒトのゲノムを解読する「ヒトゲノムプロジェクト」を進めており、「ゲノムを解読すればすべての病気の謎が解き明かされる」といわれていました。実際には、ゲノム編集技術（CRISPR）が開発されて自由に書き換えられるようになった二十数年後の今でも、そこまで簡単ではありませんが。ただし、その当時大学生だった私にとっては、十分に魅力的な示唆でした。**老化の原因をゲノム情報から理解することで、老化を治療する方法も作れるのではないか**、という命題を得たのです。

アシュリーの教え

さまざまな論文を調べている中で、ハッチンソン・ギルフォード・プロジェリア症候群に罹ったアシュリー（アシュリー・ヘギ〈Ashley Hegi〉1991年生まれ、2009年没）の存在を知りました。テレビのドキュメンタリーで紹介され、『アシュリー――All About Ashley』（扶桑社／2006年）という本もあるので、ご存じの人も多いと思います。

アシュリーは、健常人の10倍近い速度で老化が進み、17年の生涯を終えました。けれども決して人生を悲観したりしなかった。

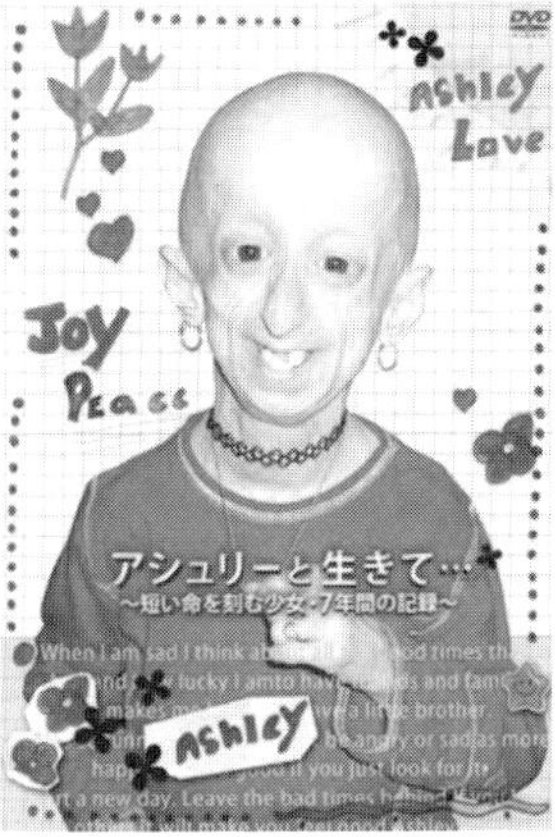

『アシュリーと生きて…〜短い命を刻む少女・7年間の記録〜』（DVD/ポニーキャニオン）にはアシュリー・ヘギの生涯がおさめられている。

「生まれ変わっても、また自分を選ぶ。だって、私は私であることが好きだから。（I'll choose me again, because I like who I am.）」

そういって笑うアシュリー。たとえ長生きしたとしても15年ほどで死を迎えなければならない病。幼い頃からそれを熟知し、「誰だって完璧じゃないもの」と事実を受け入れる。そんな彼女は小さな生き物を愛し、周囲に毎日笑顔を与えていた。

プロジェリア患者として「異例の長寿」といわれた彼女の一生は、老化の謎に一つの答えを与えていました。

人は、「何年生きるかではなく、いかに生きるか」なのだと。

生きている時間の過ごし方が、人間の老化であり成熟なのだと。

だとすれば、できるだけ長くより自分らしく生きることができれば、老化に対する観念が変わるのではないか。科学とイノベーションによって、時間の価値を高められるのではないか。次第にそんな思いに突き動かされ、老化研究を専修としたのです。

大学院では、ウェルナー症候群の原因遺伝子であるＷＲＮが二本鎖ＤＮＡを巻き戻すヘリカーゼであったこともあって、同じくヘリカーゼが大切な役割を担っているＤＮＡ

複製の研究領域へ進みました。実際には研究に使った生物が、分裂酵母として対称に分裂する細胞だったので、どちらがお母さんで、どちらが娘細胞かわからず老化研究はできませんでしたが。それでも7年もの間、正井久雄先生（現・東京都医学総合研究所所長）にお世話になり、分子生物学や、生化学、遺伝学など多くの研究の基礎を叩き込んでいただきました。

また、自分一人でできることに限界を感じてからというもの、できるだけ周囲の人と交わるようにしました。引きこもっている人生など、あまりにもったいない。正井先生の反対を押し切って老化研究の留学をしたボストンでは、スタートアップや投資、開発といったことを勉強するために積極的にコミュニティの立ち上げも始めました。基礎研究から実際に人が使える製品化に至るまで、臨床試験から逆算しながら投資家などの橋渡しのスペシャリストとスクラムを組んで前進する過程は、新しい世界でした。

ボストンだけではなく西海岸を含め、米国では老化に対する治療法の開発が活発です。次第に見えてきたのは、老化研究による革新のニーズ、もしくは若返り効果などによって恩恵を受けるのは、必ずしも本人だけじゃないということです。家族、介護者、病院経営者、保険会社など個人からコミュニティへ広がり、経済的メリットも生み出していく。要するに、**エイジングの革新は、社会の革新でもあった**のです。今後、老化の治療が可能になる世界は、今の私たちが思いもしないような広がりを見せていくはずです。貨幣システムや宇宙開発においてまで、インターネットやAIのような技術をプラットフォームにしながら大きく進化していくことでしょう。

エピゲノムという後天的要因

前述の通り、ウェルナー症候群もハッチンソン・ギルフォード・プロジェリア症候群も、先天的な遺伝子変異による病気です。約2万3000個ある遺伝子。そのわずか一つの突然変異によって老化が進む。したがって老化という動的変化に、遺伝的要因が絡んでいるのは間違いありません。

しかし一卵性双生児の研究によれば、遺伝的には全く同じであっても寿命はそれぞれ異なるのは前章で述べた通りです。たとえ遺伝的背景が同一でも、生まれてからの環境によって寿命は変わります。仮に、一卵性双生児の一人はアメリカで脂っこいものばかりを食べて育ち、もう一人は幼少期からイタリアに移り住んで、長寿食とされる地中海食を食べ続ければ、人生模様は異なります。事故やがんにでもならない限り、イタリアに移住したほうが長生きする確率は高い。

何度も繰り返しますが、食事や運動習慣、睡眠などで寿命は変わるのです。科学的な見地からも、老化に与える遺伝的な先天的要因は20％未満にとどまり、残りの8割強は環境や経験といった後天的要因であることが明らかになっています。

ならば、後天的要因によって身体に生じる違いとは、一体どのようなものなのか。

それが「エピゲノム」です。

エピゲノムとは、遺伝子の変化ではなく、遺伝子の発現の仕方の変化を表す言葉です。

遺伝的には全く同じはずの一卵性双生児に起きる変化は、まさにエピゲノムによるものです。**エピゲノムこそ、環境によって後天的に変化する情報**だといってもいいでしょう。

エピゲノムを料理本に喩えれば

そもそも「遺伝子の発現の仕方が変わる」とはどういうことでしょう。

たとえば、ヒトのＤＮＡ全体を１冊の分厚い料理本だとします。この料理本の文字数は全部で32億（＝ＤＮＡ、すなわち塩基対の総数）あり、その中に約２万３０００のレシピ（＝遺伝子、すなわち特定のタンパク質の作り方）が書かれています。このレシピに使われている文字の総数は全文字数の１・５％、ざっと６０００万文字ほどになるといわれています。

ヒトゲノムプロジェクトが完了した今でも、残りのぼう大な文字が何を意味しているのかはよくわかっていません。ただし最近の研究成果では、意味不明な文字にも重要な意味が込められていそうだと次第に明らかにされつつあります。

ともあれ問題は、レシピにあります。このレシピは、かなり使いづらいのです。何よりもの弱点は、そのまとまりのなさです。

たとえばフレンチのコース料理（＝特定のタンパク質）を作りたくても、そのレシピはひとまとまりにされていない。種類別に並んでいないのです。そのためコース料理をきちんと作ろうと思えば、あちこちのページに書かれているレシピをそれぞれ参照する必要があります。

とはいえ、手助けになる目印はある。たとえばその料理本には、「フレンチ」などといった付箋紙が貼られています。その付箋紙をたどって必要なレシピが書かれているページを参照していけば、きちんとフレンチのコース料理ができあがる。

ところが、もし料理本を長年にわたって使い続けているうちに付箋紙がはがれてしまったり、あるいはいったん落ちた付箋紙を、誤って違うページに貼り直してしまったりすると、どうなるでしょうか。フレンチのコースは作れなくなるでしょう。

レシピ本の文章そのもの（＝ＤＮＡ）には何も変化は起こらず、一文字も書き換えられてはいません。けれども付箋紙の位置が不正確になったため、要するに参照すべきレシピを関連させられなくなってしまう。よって、本来できあがるはずの料理が完成しなくなる。このような付箋紙の混乱（＝情報の変化）が、「エピゲノム」に相当します。

その一方で、レシピ本の文章そのものが書き換えられてしまったり、ページそのものが抜け落ちたりすると、そのときには食べられない料理ができてしまいます。こうした状態が、遺伝子変異によって起こるさまざまな疾患やがんの発症などといえるのです。

老化の原因は、このエピゲノムつまり付箋紙の変化ではないかと考えられています。だとすれば、付箋紙の位置を正しいところに戻せばいい。言い換えれば、**エピゲノムを制御できれば、老化を抑制できる**ということです。２０２３年にシンクレア博士らは、こうした若いエピゲノム情報が失われていくことで老化が進んでいく概念を「The Information Theory of Aging（ＩＴＯＡ）」と呼び、総説を書いています。[*3]

エピゲノムを押入れに喩えれば

少しずつ、エピゲノムのイメージが見えてきたでしょうか。さらにわかりやすいもう一つの喩えが、「押入れ」です。

押入れ全体をＤＮＡだとします。そこには必要な道具がいろいろ揃っています。その中から、必要なときに必要な道具を必要に応じて使う。つまり、遺伝子を使って必要なタンパク質を体内で作る。

ところが、長年使用しているうちに（＝加齢に伴って）、最初は整理整頓されていた押入れの中が、ごちゃごちゃと乱れてくる。たとえば、掃除機を使いたくてもどこにあるのかわからない。その結果、掃除機で掃除をすることができない。

それでは困るわけです。

必要なのは、押入れを元通りに整頓してくれるハウスキーパーです。このハウスキーパーの役割を果たしているのが、どうやらサーチュイン遺伝子だとわかってきました。具体的には、サーチュイン遺伝子によって作られるタンパク質「サーチュイン」が、押入れを整理してくれる。つまりエピゲノムを修正してくれるのです。

レシピ本の喩えでいえば、間違ったところに貼られてしまった付箋紙を、正しい位置に貼り直してくれるのがサーチュイン遺伝子です。ただし一つ問題がありました。サーチュイン遺伝子も、加齢と共に衰えていくのです。だから、押入れの整理を適当にしてしまったり、付箋紙を貼り直す場所を微妙に間違ったりする。

ということは何らかの方法でサーチュイン、すなわちハウスキーパーを元気づけてあげられれば、またしっかりと押入れは整理整頓されるはずです。

このサーチュイン遺伝子を活性化してくれる化合物が、「NAD+（ニコチンアミドアデニンジヌクレオチド）」と呼ばれる酵素です。もともと細胞内にNAD+はありますが、

加齢に伴い減少していきます。そこで、それを補う化合物として、先述のＮＭＮという
サプリメントが注目されているのです。
サプリメントとしてＮＭＮを体内に取り込めば、それがNAD＋に変換されて、サー
チュイン遺伝子が活性化される。よって押入れが再びきれいに整理されて、必要なもの
を必要なときに使えるようになる。
つまり、老化を制御できるわけです。

老化スイッチが見えてきた

私の老化研究のスタートは、「ＩＣＥ（for Inducible Changes to the Epigenome：エピ
ゲノムを変化させて老化状態にした）マウス」の作製からでした。
ＩＣＥマウスは、遺伝子のＤＮＡの一部を人工的に傷つけることによってエピゲノム
を変化させた、いわば、老化を加速させたマウスです。
研究方法は、初めに普通のマウスからＩＣＥマウスを作り、次にそのＩＣＥマウスの

老化を治療する。要するにわざと押入れを揺らして、いったん中をごちゃごちゃにしてから元に戻す（＝治療する）のです。その際、押入れの中のものがすっかり壊れてしまっているのか、それともただ整理されていなかっただけなのか。後者ならば、整理されなくなっただけで本当に老化は加速するのか、それらのプロセスを10年以上かけて研究し続けました。

この論文は、シンクレア博士のリーダーシップと、共同第一著者で友人でもあるヤン博士のぼう大なデータ、そして多くの共同研究者の支援によって2023年、アメリカの科学学術誌『セル（Cell）』に掲載されました。[*4] もちろんそれは学術論文なので、本書ではわかりやすく言い換えて説明したいと思います。

前述の「The Information Theory of Aging」には、若いときのエピゲノム情報が失われることで老化することがまとめてありますが、ＩＣＥマウスを使った実験の目的は、まさにそれを実験的に証明することにありました。

それぞれの細胞や臓器には、肝臓や脳といったアイデンティティを決めるエピゲノムがアナログ情報として記録されています。しかし、若いICEマウスに修復可能な弱い「揺らぎ」をDNA損傷ストレスという形で与えると、デジタル情報であるDNA配列ではなく、アナログ情報であるエピゲノムが変化してしまいます。

その結果、若いICEマウスは、〝若気の至り〟では済まされずに老化が加速して、認知症、サルコペニア、骨粗鬆症といった症状が早く現れてきます。これはある意味、若いときのエピゲノム情報を正しく取得すれば、自分自身がどういう老化をたどるのかを予測できるということでもあります。

ただし揺らぎによって、エピゲノム情報を失いやすい細胞や臓器と、情報を保持しやすい細胞や臓器に分かれることもわかっています。

また、エピゲノム情報を消失させるストレスについても閾値があることがわかってきました。「我慢の限界」という言葉がありますが、実は我々の身体の中でもストレスが一定量を超えると、ドミノ倒しのようにエピゲノム情報が失われ、老化が進んでいってしまいます。これはＩＣＥマウスを使った実験でも示されています。ＤＮＡ損傷の期間が2週間ではなく、3週間を超えると老化のスイッチが入るのです。

おそらく人間のエイジングにも同じような閾値があるはずです。一卵性双生児でも一方が歳を取って見えたり、前述したウェルナー症候群の患者さんが、30歳前後に急激に老化に似た症状が進行するのもエピゲノム情報の閾値が関係しているかもしれません。

あるいは健常な人でも、だいたい65歳を過ぎたあたりから、急激にエイジングが加速します。〝老化スイッチ〟といえる加速起動装置、いわば〝ドミノ倒し〟の最初のドミノを押す指は、一体どのようなものなのか。これを科学的に突き止めることが、現在の私の研究課題の一つです。

20代のまま生きる未来

ＩＣＥマウスで発見された、ＤＮＡ損傷を2週間続けた場合と3週間続けた場合の明らかな違い。これは、前者と後者の間のどこかで老化スイッチによるドミノ倒しが起きていることを示していました。

最初のドミノが倒れると老化が一気に進み出す。だとすれば、先頭のドミノを倒れないように強化すれば、エイジングを止められるのではないか。

すでに何らかのタンパク質が老化スイッチに影響を与えていることはわかってきており、具体的な候補物質もいくつか見つかっています。いずれ研究が進めば、たとえば20代や30代の段階で、〝老化スイッチ・タンパク質〟の状態を自らチェックできるようになるかもしれません。そればかりか、20代のまま変わることなく、その後30年も40年も生きていく未来さえ可能になるでしょう。

つまり「老化防止」「若返りのリジュビネーション」だけでなく、エイジングについての第三の道が見えてくる。それは次のような道です。

「若いままで歳月を過ごしていける」

そんなバカな！　という話ではなく、ハダカデバネズミやリクガメたちは実際に「老いない人生」を送っているのです。細胞老化を防ぐメカニズムを備えている、だからハダカデバネズミは老化しない。

順天堂大学の南野徹教授が開発した「老化細胞除去ワクチン」も、老化した細胞だけが持っている標識を認識して、身体からそれを排除することで病気を防いだり治療するコンセプトです。*5 東京大学大学院の中西真教授（現・東京大学医科学研究所所長）らのチームも、老化した細胞を除去する薬の開発や抗体を使って、老化を制御する試みを発表しています。細胞が老化する仕組みにもエピゲノムが大きく関わっているわけです。こうしたさまざまな方法によって、老化を「止める」なんていう日が近々実現するかもしれません。

押入れをきれいに保つ方法——すなわち老化を加速させない研究は、科学の最前線

のテーマであるということです。

実際、年齢不相応に若い人々は、すでに世の中にたくさんいます。彼らの押入れは、なぜだかはわからないにせよ、常にきちんと整頓されている。もちろん、整理するために日々努力している人もいれば、特に何もしていない人もいるでしょう。

けれども体内では、つまりＤＮＡレベルでは何らかのメカニズムが必ず働いているはずであり、それは、エピゲノムであるはずです。

エピゲノムを解析してその実態を突き止めることで、エイジングが飛躍的に革新するのは間違いありません。

第3章

老化を見える化する科学

ジェネティックとエピジェネティック

遺伝子の働きは実に不思議です。

父親と母親から全く同じDNA配列を受け継いだ一卵性の双子であっても、性格や顔つきも変わっていきますし、寿命も異なります。科学者として少々ふさわしくない表現をしますと、「遺伝子は、柔らかい／柔軟性が高い」ように見える。だからこそ、ますます興味深い。遺伝子こそまさに、動的変化の主役だといえます。

これまでに述べた通り、先天的な要因（＝遺伝）がヒトの老化に与える影響は2割弱といった程度です。つまり、残り8割ほどが後天的要因（＝環境）であるならば、その変化を解明すれば、老化という動的変化の8割がたのイメージはつかめるということです。しかし、そうなかなかすっきりとはいかないのが、遺伝子の不思議なところです。

本章では、「ジェネティック」と「エピジェネティック」を起点にしながら、その老化の核心をさらに見つめていきたいと思います。

「ジェネティック（genetic）」の説明から始めましょう。英語の遺伝子「gene」に「-ic」（～のような）という接尾辞が付いた形容詞で、「遺伝の」「遺伝的な」「遺伝に関わる」という意味になります。

そもそも遺伝子とは何か。

ヒトの身体をコンピュータに喩えれば、遺伝子はそれを動かすプログラムに当たります。私たちの身体は遺伝子の指令によって生きているからです。簡単にいえば、その遺伝子の指令によって、私たちが生きていくためのさまざまなタンパク質が作られる。その働き者の遺伝子（タンパク質を作るレシピ）は、体内の全ゲノムDNAの約1・5％に相当します。ちなみに残りの約98％のDNA配列は、エンハンサーやプロモーター配列など遺伝子の使い方を調整する機能を持つものから、未だに機能不明な配列まで、最前線の研究課題です。

それに対して、「エピジェネティック（epigenetic）」は、「ジェネティック」にギリシア語で「上」を意味する「エピ」が付いた言葉です。すなわち、「遺伝的な」ものを「超えた」領域を意味します。

この言葉はどのように使われるのでしょう。たとえば、遺伝子の働きを制御するスイッチの「オン／オフ」は、「エピジェネティックな変化」と呼ばれます。これらの変化は、DNAに起きるものの、DNAの塩基配列そのものを変化させることはないので、「エピジェネティックな修飾」ともいわれます。そしてこれらの修飾は、総じて「エピゲノム」と呼ばれています。前章で、料理本や押入れに喩えたあの現象です。

すでにお気づきだと思いますが、食事や運動など生活習慣による人体の後天的な変化は、このエピジェネティックな修飾が大きく関わっています。遺伝子の「オン／オフ」

スイッチの発動が、動的変化を引き起こすからです。ゆえに**老化研究の鍵は、この「エピジェネティックの解明」だとされている**のです。

エピゲノム変化による老化

「The Information Theory of Aging」にある後天的な変化、すなわちエピジェネティックな修飾による老化とは、具体的にどのようなものでしょう。

たとえば、紫外線や酸化ストレスといったものは、身体にエピジェネティックな修飾を引き起こします。皮膚が硬くなってシワが出る。身体も柔軟性がなくなり、頭髪も薄くなる。これら一連の加齢による変化は、遺伝子レベルで起きている、エピジェネティックな修飾によるものです。

中でも影響の大きいのが、前章で述べたようにフルに活動している幹細胞です。具体的にはエピジェネティックな修飾によって、幹細胞の遺伝子発現の仕方が変化するのです。レシピ本で喩えるならば、参照するべきページが変わってしまい、作ろうとしていた料理ができなくなる。押入れで喩えれば、本来使うべき道具ではなく、間違って別の道具を使ってしまい、きちんと掃除できなくなる。これがエピゲノムです。

それに対し、何らかの原因によってDNAそのものが損傷するなど、DNA配列自体に変化が起きる現象をミューテーション（変異）と呼びます。ミューテーションでは、DNAを構成している4つの塩基A、T、C、Gのどれかが、別の塩基に置き換わります。あるいは、ある塩基が抜け落ちたり、新しい塩基が加わったりもします。これもレシピ本や押入れの喩えで説明するなら、レシピとして書かれている文字が変わってしまったり、押入れの中に入っている掃除機がホウキやチリトリになってしまうのです。ミューテーションによって生じる典型的な病が、がんです。

エピゲノム変化——DNAそのものを損傷せずとも、遺伝子の「オン／オフ」（＝発現）に影響を与える変化——は「RCM（Relocalization of Chromation Modifier：染色体修飾因子の再配置）モデル」と呼ばれ、人体はそれによって罹患したり、老化が進んだりします。また、ミューテーションによっても老化は起こります。ということは、**エピゲノム変化やミューテーションを起こさないようにすれば、老化も抑えられる**というわけです。

どうすれば、エピゲノム変化を抑えられるのか。

たとえばメバルの一種にロックフィッシュと呼ばれる魚がいます。ロックフィッシュの中には、200歳ぐらいまで生き続けるものがいます。

なぜ、そんなとてつもない長寿を保てるのか。どうやらロックフィッシュたちは、長寿に関わる遺伝子のネットワークを備えているようです。この遺伝子のおかげでエピゲノムやミューテーションが起こりにくい。だから年老いたりしない、すなわち長生きできるというわけです。

しかもロックフィッシュは、基本的に深海に生息しています。深海は周囲の温度が低く、酸素濃度も低い。そんな環境では生き物はあまり動き回らないため、酸化ストレスなどからも守られているようです。

一方で私たちヒトは、遺伝子レベルで見れば、本来の寿命は40〜50年ぐらいに設計されているようです。心臓を動かしている心筋細胞も、本来の寿命は55年ぐらいとされています。もちろん、人体のパーツの中には角膜のように、100年ぐらい保つものもあります。けれども、心臓や肺など四六時中動いている臓器は、それだけ早く疲弊してしまうのです。

遺伝子は天使にも悪魔にも

けれども、人体には、こうしたエピゲノム変化を修復する機能も備わっています。その代表選手が、前述の長寿遺伝子サーチュインです。

前章の喩えでいえば、押入れがごちゃごちゃに乱れてくる（＝老化する）と、ハウスキーパー（＝サーチュイン遺伝子）がやってきて、元通りに整理整頓（＝修復）してくれます。もちろんサーチュインだけではなく、先述のＦＯＸＯ３などいろいろなハウスキーパーが存在します。それで元通りとなれば一件落着というわけです。

他にも長寿遺伝子として知られているものに、ＡＰＯＥがあります。以前、目にした興味深い論文に、ＦＯＸＯ３やＡＰＯＥに遺伝子多型（SNPs）のある人は長生きする、というものもありました。[*1] 遺伝子多型を簡単に言い換えれば、個人ごとの配列の違いで、1塩基の違いをＳＮＰ（スニップ）といいます。とはいえ、その遺伝子のエピジェネティックな変化については明らかにされていません。特にＡＰＯＥについては、「APOEε4」がアルツハイマー病のリスクを高めるのに対して、「APOEε2」と「APOEε3」はそのリスクを下げるといわれています。同種の遺伝子が、天使にも悪魔にもなるわけです。

要は、こうした**遺伝子配列の微妙な差異が、ひいては寿命の違いになる**のです。

想像してみてください。押入れのハウスキーパーも、生涯を通じて万能というわけではない。紫外線に何度もさらされたり、酸化ストレスにたびたび傷つけられれば、さすがのハウスキーパーたちも疲れてしまう。疲れ果てたハウスキーパーの中には、修復手段を忘れる者も出てくるでしょう。そうなると押入れの秩序は崩壊、すなわち老化の始まりです。

身体はナマモノだとよくいわれますが、度重なる遺伝子レベルの修復作業は、修復自体を不可能にしてしまう。ですから、ＤＮＡ損傷型エピゲノム変化を起こすような要因、言い換えれば紫外線を浴びたり酸化ストレスを引き起こす行為は、できる限り避け続けるほうがいいのです。

エピジェネティック・メモリーの長所と短所

さらに最近の研究成果により、「エピジェネティック・メモリー」も注目され始めています。エピジェネティック・メモリーとは、環境やストレスによって変化するエピジェネティックな修飾が、細胞内で長期間保持されたり、細胞分裂を通じて継承されたりする現象を指します。

たとえば何らかの感染症に罹ったとします。体内ではその感染状態に対し、あらゆる対抗（＝活性化）が求められます。本来、速ければ速いほど良いのが、感染症に対する体内の活性化です。初めての感染の場合は、それなりに時間がかかります。ですが、すでに経験済みの感染症であれば、対応は速い。新型コロナウイルス（COVID-19）ワクチンの3回目のブースター接種と免疫機能強化もこれに当たります。「記憶T細胞」とも呼ばれるヘルパーT細胞では、感染症の記憶がエピジェネティックな修飾として生じ、それに応じて体内が回復されるからです。B細胞やT細胞は感染症に対応して抗体を作ったり、感染した細胞を排除する獲得免疫に分類されますが、「マクロファージ」（先天的に感染症へ対応する自然免疫）でもエピジェネティック・メモリーが存在するようです。また、エピゲノムは正確に次の世代の細胞へも引き継がれていきます。DNAそのものの変化ではなく、「どの遺伝子を使いやすい状態に備えておくか」、というファイティングポーズの維持といったところです。

ところが、です。ここが遺伝子の気まぐれ性ともいえるのですが、本来なら身体を守るはずのエピジェネティック・メモリーが、逆にダメージを与える場合もある。そんな事態も明らかになってきました。すなわちエピジェネティックな変化は、老化関連の疾患リスクを高める場合があるのです。たとえば、先述の感染から身を守るためのT細胞も加齢と共に機能が失われてしまい、感染症に対して弱くなってしまいます。T細胞の本来使うべきミトコンドリア遺伝子、いわば正しいT細胞へ分化するための遺伝子が使いにくい状態として記憶されてしまって、罹患のリスクを高めてしまうのです。[*2]

いわば、**エピジェネティック・メモリーにも長所と短所がある。**だから不要なエピジェネティック・メモリーを体内に生じさせないように、できるだけ感染症に罹らないように普段から心がける。これも、老化を防ぐ大事な心構えです。

紫外線や酸化ストレスによる老化

まずは紫外線の影響について、遺伝子の側面から見てみましょう。

紫外線を受けると、「チミジン・ダイマー」という現象が生じる場合があります。これはDNAを構成する4つの塩基のうちの一つ、チミンが紫外線の影響で異常な結合を起こしてしまう現象です。

チミジン・ダイマーが生じると、適切に遺伝子情報を読めなくなってしまい、皮膚がんを発症するリスクも高まります。そうならないためにも、DNAを傷つけてしまうような紫外線などの環境から皮膚を守る意識を常日頃から持つこと。繰り返しますが、それが老化制御につながります。医療の領域では、「すべての人が日常的に日焼け止めを使うのが理想的」だといわれているほどです。

次に、酸化ストレスについて。酸化は、ヒトの体内全体で起きています。簡単にいえば、酸素原子が分子に結合するのが酸化です。ヒトは呼吸によって体内に酸素を取り込み、食べ物など口から摂取した栄養を燃やして（＝酸化して）エネルギーに変えています。ですが、過度に酸化が引き起こされると、ＤＮＡが傷つけられることがある。それが、酸化ストレスです。

健康な状態であれば、ヒトには抗酸化能（活性酸素を除去する能力）があります。しかし、その能力をオーバーするようなレベルで活性酸素が生み出されると、酸化ストレスとなりそのまま体内に蓄積されていく。具体的には、前述の紫外線や放射線、他にも喫煙や飲酒などが酸化の要因になります。要するに、**酸化ストレスの原因は日常生活にあるわけです。**

それればかりではありません。酸化ストレスの原因には、心理的なストレスも含まれます。むしろこれだけ複雑化した情報社会では、精神的なストレスから体内の酸化が亢進《こうしん》してしまうケースのほうが顕著かもしれません。

会社勤めをしている人が、上司から受けるパワーハラスメントなどはその典型です。私のような研究職でもアカハラ、すなわちアカデミックハラスメントがニュースなどで取り沙汰されています（その点、私は極めて恵まれていて、これまでアカハラなどに遭った経験は全くありませんが）。このようなハラスメントによる精神的なストレスが酸化ストレスとなり、脳内で炎症反応を引き起こすのです。

炎症反応が脳内に起きると、神経細胞に悪影響がもたらされます。すると、たとえば神経伝達物質の一つ、セロトニンの分泌が阻害されたりする。セロトニンとは別名「幸せホルモン」とも呼ばれ、その分泌により気分が安定して幸福感が高まります。逆にいえば、セロトニンの分泌が減少すると、うつ病になるリスクが増えます。いわば、うつ病も老化現象の一種であり、酸化ストレスがその原因の一つであるともいえるのです。

孤独も老化の要因に

ソーシャルストレスは、人と人との関わりから生じるストレスです。

「ならば、そもそも人と関わらなければ、ソーシャルストレスを受けなくて済むのでは?」

「いつも単独で過ごしていれば、ストレスによる老化を避けられるのでは?」

そのように考えるのももっともですが、実際は違います。

単独で過ごす。すなわち**孤独も、脳内ストレスの一要因**となります。

人によって程度は異なりますが、孤独のもたらす悪影響は、マウスレベルの実験で明らかにされています。

第1章でも触れましたが、仲間のマウスと一緒に飼育されている場合と、生まれたときから一匹で飼育されたマウスでは、明らかに寿命が異なります。孤独なマウスは、短命なのです。その理由は、脳の神経機能の低下です。脳の神経細胞は、他者との交わりによって活性化されます。その交わりが失われると、活性化しなくなる。すなわち機能自体が低下し、全身のホルモン制御機能にも悪影響が生じてくる。ひいては免疫機能も弱り、感染症にも罹りやすくなる。そして長く生きることなく、死に至るのです。

孤独がもたらすストレスについては、アメリカのハーバード大学にある「健康と幸せセンター（Lee Kum Sheung Center for Health and Happiness）」での研究が知られています。同センターでは、人とのつながりが幸福や健康に与える影響や、男性が孤独死しやすい原因を調べています。その結果、孤独感は個人のウェルビーイングを低下させ、健康上のリスクを高める可能性もあると指摘されています。[*3]

「集団でも生じるし、一人でも生じるのなら、心理的なストレスは避けようがないじゃない？」

いいえ、希望を捨てるのはまだ早い。ストレスをストレスにしなければいいのです。

不要な老化を防ぐには

そもそもストレスとは何でしょう。

実はこれも、とても難しい問いです。なぜなら同じようなプレッシャーを受けても、その受け止め方には個人差が作用します。つまり、プレッシャーをストレスと感じる人がいる一方で、自分にとっての成長の機会と捉える人もいる。その人次第なのです。

先日見かけたＹｏｕＴｕｂｅのプログラムでは、サッカーの元日本代表選手、本田圭佑さんが、次のような話をしていました。

「勝てるはずの試合で負けたりすると、大ブーイングに遭うじゃないですか。そんなとき、俺はダメだったと落ち込んだりしない。むしろ負けたという事実は、さらに上にステップアップするためのチャンスじゃないか、と考えるんです」

一般的には「つらい」とされる出来事に遭遇しても、それをどう解釈するかは千差万別でいい。白か黒か、ではなく、その間のグレーゾーンは無限なのだ――本田さんの言葉は、そのような根本的なことを思い出させてくれます。

現代のSNS社会は、二者択一に陥りがちです。わかりやすいリアクションが求められるからです。ですが、落ち着いて考えてみれば、他人の評価によるストレスで自分の老化が進んでしまうのはつまらないことです。

「他人と自分を比較しない」

他人は他人の遺伝子、自分は自分の遺伝子を大事にすればいい。そう一線を画すことで、不要なストレス（＝不要な老化）は抑えられる。そう考え、**他人と大いに交わりながらも、一人ひとりがマイペースで生きていく。**そのような姿勢も、老化抑止につながります。

ストレスのホルミシス効果

朗報もあります。一定レベルのストレスには、細胞を生まれ変わらせるプラスの働きがあります。これは「**ホルミシス（hormesis）**」と呼ばれる現象で、**有害性物質が微量に作用すること**で、有益性がもたらされる効果のことです。一定のカロリー制限や、運動もこれに当たります。

ストレスと寿命の関係については、線虫を使った研究でも興味深い結果が報告されています。線虫の子どもにストレスを与えると、明らかに寿命が延びるのです。[*4] これはストレスにより、エピジェネティックな変化が生じた結果と考えられています。線虫は生後早期に飢餓、無酸素、浸透圧などの環境ストレスにさらされると、「耐性幼虫（Dauer larva）」と呼ばれる状態に移行してストレスが去るまでジッと待ちます。耐性幼虫を経た線虫は、ストレスを記憶して遺伝子発現が変化する。それによって繁殖能力が低下する代わりに、寿命が延伸するのです。成体初期でも、温度を20℃から25℃に1日シフトするだけでもストレス抵抗性が改善されて寿命が延伸するから不思議です。こういった実験と検証はヒトでは容易ではありません。ですがこれらを踏まえれば、子どもの頃に適度なストレスを受ければ、エピジェネティックな変化により身体機能を高めて長生きできる可能性が考えられます。

実際に、マウスを使った実験では、幼少期の運動によって長期記憶が促進されることも示されました。[*5] 記憶に重要な「海馬」と呼ばれる大脳辺縁系の一部において、「プライミング効果」と呼ばれる経験が認知に影響を及ぼす現象が観察されています。同じくマウスを使った実験では、若いときの筋トレが長期的に筋肉で記憶され、高齢になったときの筋トレ効果を促進することが明らかになっています。

若年層でもアンチエイジング

ヒトの場合も、高齢者になってから運動するよりも、中学・高校時期に運動した経験のある高齢者のほうがサルコペニアのリスクが低いようです。[*6] これは「マッスルメモリー」ともいわれ、運動だけでなく「TNF-α」と呼ばれる炎症性サイトカインなど多様なストレスを筋肉細胞が記憶するといった長期的な影響から生じる現象です。いずれにしても、野球とバスケットボールのエリートアスリートの縦断的データからも、早期の運動能力が晩年の死亡率や老化の予測に重要なことが明らかになっています。[*7] 若い頃から適切な負荷を身体に与えるのは効果的だということです。

日頃から「アンチエイジングは中高年の専売特許で、若年層には関係がない」といった風潮がありますが、ここまで述べてきたように、**若い頃からの老化抑制が非常に重要なのです。**

たとえば、タウリンが寿命の延伸や身体機能を維持するために重要だという報告もありますが、幼少期のタウリン欠乏は、骨格筋、視覚、中枢神経系の機能障害を引き起こすことも昔からよく知られています。我々が開発したICEマウスでも、若いときのストレスがエピゲノムを変化させ老化を加速させることが示されていて、生物学的年齢を加速させないためにも幼少期や若年期からの適切な老化コントロールがとても大事であることがわかります。

センチネリアンの見えない条件

厚生労働省の発表によると、2023年度中に100歳を迎える人は、2023年9月1日時点で4万7107人（男性：6727人／女性：4万380人、見込み含む）、同時点で100歳以上の人の数は9万2139人でしたが、たった60年前の1963年は153人でした。予測の範疇を超える出来事を「ブラック・スワン」と呼ぶことがありますが（古くから欧州で存在しないと思われていた黒い白鳥が17世紀末に西オーストラリアで発見されたことに因みます）、１００歳以上の人口が60年で６００倍以上になることを一体誰が予測できたでしょうか。

実際、彼らセンチネリアンたちは、どのような幼少期を経てきた人々なのでしょう。

センチネリアンやスーパーセンチネリアンの研究においては、幼少期からの食事や運動、喫煙を含むライフスタイル、体重、さらに多くのセンチネリアンが寡婦であることなどが知られています。肉、卵、乳製品の代わりに穀物、魚、野菜を中心とした食生活、そして高齢になるまで積極的に働くことや思いやりのある地域社会との絆など、近年ますます重要視されている条件も彼ら一人ひとりが備えているようです。他にも、

「スーパーセンチネリアンの人たちは、衛生状態が決して良いとはいえない牧場の近くなどに住んでいて、幼少期に感染症に罹るなどストレスを受けた人も多い」

といった説もテレビの放送などでは見受けられます。

実際には、日本の9万2000人ものセンチネリアンの人たちが皆、牧場暮らしということはありません。しかしながら、幼年環境と寿命が強く結びついていることは科学的見地からも知られています。たとえば、幼少期の重篤な栄養不足は疾患のリスクになり得ます。逆に先述の通り、軽度なストレスが細胞の中で記憶されれば、健康や寿命にポジティブな影響をもたらします。日本でも流行になっているサウナは、心血管疾患のリスクを長期に予防しますし、[*8] 断続的な絶食（ファスティング）が糖尿病、がん、心臓病、神経変性への予防効果があることも示されています。[*9] 要は、**ストレスにもプラスとマイナス双方の効果**があるということをセンチネリアンの人々も教えてくれているのです。

ちなみに、同じストレスでも人によって受け止める度合いが異なるのも、先述の通りです。

「じゃあ、どれぐらいのストレスならば、プラス面の効果だけにできるんですか？」

そんな質問を私も時折受けますが、残念ながら、ストレスの良し悪しを測る目安は今のところありません。ただし、第1章で紹介したエイジング・クロックが確立されれば、一定の指標が生まれてくると思われます。たとえば、

「あなたは55歳ですが、健康年齢は40歳前後なので、毎日30分ほどの筋トレを続けると効果的でしょう」

「あなたは55歳ですが、健康年齢は60歳を超えています。毎日6000〜8000歩は歩くように心がけてください」

などといったアドバイスを受けられるようになる。あるいは、近未来の社会では、

「40歳の身体に戻るために、この薬を毎日服用してください」

と、若返りの薬を処方されるようになるかもしれません。

いずれも人体の細胞レベルで老化度が測れる未来においては、何歳になっても「理想の健康年齢」を主体的に維持できる社会になるでしょう。

エイジング・ホールマークスという老化指標

老化は病気ではない――そのような考え方が一般的な社会で、シンクレア博士が自著の『LIFESPAN』で「老化は病気である」と明言したのは前述の通りです。

そもそも、老化と病気を隔てる大きな壁は何でしょうか。

たとえば、がんのように**病因が生物学的に一定理解されていて、診断が可能で、治療すなわち介入方法があるかどうか**――これが重要な分岐点です。つまり、これまで老化は加齢に伴う身体機能の低下とみなされ、加齢黄斑変性症や骨粗鬆症、糖尿病などの要因の一つと考えられ、診断も治療も特にできないと思われていたわけです。

しかし、1935年に3人の博士（C・M・マッケイ、M・F・クロウェル、L・A・メイナード）による「成長の遅れが寿命の長さと最終的な体格に及ぼす影響（The

Effect of Retarded Growth upon the Length of Life Span and upon the Ultimate Body Size)」という論文の中で、世界で初めてラットを使った実験により、カロリー制限で哺乳類の寿命が延びることが示されました。

１９９０年以降には、老化と共に変化する遺伝子や、タンパク質制限やカロリー制限で寿命が延伸する理由を多くの研究者が明らかにしていく中で、老化を予防するだけでなくコントロールする概念が新しく生まれてきました。そして２０１３年に、スペイン・オビエド大学のカルロス・ロペス・オチン教授らが「エイジング・ホールマークス」と呼ばれる９つの「特徴」に老化を分類し、２０２３年にはそれらが12のエイジング・ホールマークスへと更新されたのです。*10

12の老化の特徴は次の通りです。

①ゲノム不安定性（遺伝情報が不安定になる）
②テロメアの短縮（染色体の末端を保護するところが脆弱になる）

③エピゲノム変化（後天的なＤＮＡ配列の化学修飾と遺伝子の使い方の調整）
④タンパク質恒常性の喪失（タンパク質の分解など）
⑤オートファジーの機能低下（細胞が自らの一部を分解、再利用する作用の低下）
⑥栄養センシングの異常（細胞内の栄養・代謝異常）
⑦ミトコンドリアの機能異常（細胞内のエネルギー作りの異常）
⑧細胞老化（老化した細胞が周りの環境を変化させる）
⑨幹細胞の枯渇（皮膚や血液、脳など組織の恒常性の低下）
⑩細胞間コミュニケーションの変化（細胞の中のシグナル異常など）
⑪慢性炎症（免疫細胞の機能低下）
⑫腸内細菌叢の変化（多様な細菌と共生することで代謝や免疫など身体全体を制御するシステムの破綻）

エイジング・ホールマークスにより、老化の制御が可能になる日が着実に近づいています。

ホールマークスが示す老化要因

より具体的に説明しましょう。

エイジング・ホールマークスには「三つの基準がある」とカルロス・ロペス・オチン教授らは考えています。①老化の過程で生じてくる特徴が時間と共に現れること。②ホールマークスに関係しているタンパク質や遺伝子を実験的に強くしたり弱くしたりすることで、老化を促進したり遅らせたりできること。そして最も重要なこととして、③ホールマークスに関係しているタンパク質や遺伝子を標的とした治療的介入によって、老化を減速、停止、あるいは逆転させられること。つまり、時間と共に変化する**老化という現象について、分子レベルから細胞、そして身体全体として把握しコントロールすることが可能**であることを意味しています。

もちろん、ヒトのような哺乳類は非常に身体の構造が複雑です。酵母、線虫、ハエといった比較的寿命も短くシンプルな生物よりも、老化の定義が難しい側面もある。しかし、ホールマークスは生物種を限定せずに、老化の特徴を捉える見方として非常にわかりやすいため、30万本以上の論文で使用されている概念です。

エイジング・ホールマークスの12項目は、次の三つの特徴にさらに大別することができます。

1　ダメージを与えて老化を誘導する特徴を持つ系統（プライマリー系）

2　拮抗系で、その強さによって老化を抑制も促進もする系統（アンタゴニスティック系）

3　細胞や組織の恒常性を介して老化全体を直接コントロールしている系統（インテグレイティブ系）

プライマリー系に分類される老化要因は、①ゲノム不安定性、②テロメアの短縮、③エピゲノム変化、④タンパク質恒常性の喪失、⑤オートファジーの機能低下。アンタゴニスティック系は、⑥栄養センシングの異常、⑦ミトコンドリアの機能異常、⑧細胞老化。

そしてインテグレイティブ系は、⑨幹細胞の枯渇、⑩細胞間コミュニケーションの変化、⑪慢性炎症、⑫腸内細菌叢の変化です。

細胞間のコミュニケーション

エイジング・ホールマークスの12の特徴は、それぞれが独立しているわけではなく、互いに影響し合っています。

DNAに傷が入ってしまうような（紫外線や酸化ストレスなどによる）ゲノム不安定性が加齢と共に蓄積されれば、ミトコンドリアの機能低下や細胞老化の原因になりますし、幹細胞で生じれば血液や筋肉をうまく作れなくなってしまいます。また、食事や感染症などの日常のストレスは「エピゲノムの変化」として記憶されて、細胞内の栄養センシング（判別）に関わる遺伝子や、炎症に関わる遺伝子の機能に障害をもたらすこともあります。要するに、多くの細胞同士は連絡し合い、コミュニケーションを取っている。体内では直接もしくは間接的なシグナルによって、細胞同士の情報のやりとりが常に行われているのです。だからこそエイジング・ホールマークスの要点は、それぞれの細胞の中で完結する話ではなく、**人体というシステム全体におけるアプローチとして捉える必要**があります。

喩えれば、人間同士のようなものかもしれません。人と人がパーティ会場に集まって直接会話をすることもあれば、インターネットを介してSNSなどでコミュニケーションを取ることもある。そして、近くに変な危険因子が出現すると周りに悪影響が生じるような人間味のある話も、体内においても同様です。

たとえば細胞老化は、「細胞老化関連分泌形質（SASP：サスプ）」と呼ばれる炎症を引き起こすIL－6などのサイトカインを出して、周りの細胞にまで悪い影響をもたらしてしまいます。脳下《のうか》垂体《すいたい》、甲状腺、副腎、膵臓《すいぞう》などの組織からは成長ホルモン（GH）や甲状腺刺激ホルモン、インスリンなどの化学物質が分泌されることで、神経の活動、代謝などの細胞や組織の機能が変化します。「ホルモンバランスが悪い」といった言葉が一般的に使われるかと思いますが、実際に成長ホルモンは、老化研究では古くから寿命を制御することが知られている物質です。

「細胞の弾性」も、細胞間のコミュニケーションツールとして機能を果たしています。たとえば、米スクリプス研究所のアーデム・パタプティアン博士らによって発見された（2021年にノーベル生理学・医学賞が授与）、「メカノセンサーチャネル」とも呼ばれるPIEZO1というタンパク質があります。これは細胞内へカルシウムを流入させることで細胞へシグナルを送るチャネルタンパク質ですが、老化すると隣の細胞が硬くなったり、PIEZO1そのものの機能が低下して周りの環境に適応した細胞機能を保てなくなるようです。

カロリー制限によって哺乳類の寿命延伸効果が発表されてからすでに、90年近く経過しています。現在では、化合物による治療法だけでなくmRNA、抗体、細胞などさまざまなツールの開発によって選択肢が多様化しています。

この流れは老化介入方法も同様です。基礎研究レベルからバイオテックに至るまで、老化の克服や疾患の治療だけでなく、交通、通貨、宇宙産業など大いに社会基盤での広がりを見せていくでしょう。ただし、その前に乗り越えるべき大きな課題は、エイジング・クロックという〝老化の数値化〟を確立すること。繰り返しになりますが、これが、個人にとっても社会にとっても必要不可欠になると私は考えています。

老化抑制のためのサイエンス

このようにエイジング・ホールマークスは、科学的見地から見た老化の特徴づけと分類です。エイジング・ホールマークスを知ることは、エピジェネティクスの立ち位置を知ることであり、老化抑制を知ることです。

エイジング・ホールマークスに善処することで、ヒトの老化は抑制できる。

老化研究の理念の一つは、そこに集約されるといってもいいでしょう。

同時に、エイジング・ホールマークスを良好にする日常の生活習慣についても、具体的な手段が広く知られてきています。前述のように**食事を減らすカロリー制限や、食物繊維の摂取で腸内環境を良くすることは、エイジング・ホールマークスを良好**にします。

また、細胞の老化を防ぐ手段として、皮膚の保湿や身体の柔軟性を保つことも、立派な老化抑制につながります。ちなみに老視も、水晶体や目の筋肉などを柔らかくほぐすことで治癒効果が生まれます。老眼に限らず、物理的に硬くなったところを何らかの手段で柔らかくすることは、老化抑止の一つの手段と考えていいでしょう。

本章の締めとして、エイジング・ホールマークスに加えて、これまでの老化研究で報告されている事例を意識した薬や生活習慣をいくつか挙げてみます。見慣れない専門用語もあるかと思いますが、「ちょっと変わった名前のキャラクターだな」という具合に考え、悩まずに読み進めてもらえればうれしいです。

まずは、前提から述べましょう。

米国にはアメリカ国立老化研究所（NIA）という国立衛生研究所（NIH）傘下の機関があります。ここでは、「ITP（Interventions Testing Program）」と呼ばれている寿命の延長や、後期高齢者病態の発症・重症化を抑制するための薬剤や成分を研究しています。特に、老化研究は光環境や食事の成分、性別などが大きく影響するため、再現性が取りにくい上に時間がかかってしまうという課題があります。

そのためITPでは、ジャクソン研究所、テキサス大学健康科学センター、ミシガン大学といった三つの異なる機関で、雌雄のマウスを用いた評価による試みを行っています。もちろん、マウスとヒトは死因も寿命も異なるので、一概に同じとはいえませんが、寿命や臓器、エイジング・ホールマークスへの影響などを参考にしながら、ヒトへと応用していくことが可能です。

これまでにＩＴＰで「寿命への効果」が確認されたものは、次の９つです。

1　アカルボース
2　アスピリン
3　カナグリフロジン
4　カプトプリル
5　グリシン
6　ノルジヒドログアイアレチン酸（ＮＤＧＡ）
7　プロタンディム
8　ラパマイシン

9　17α-エストラジオール

この中には、性差が含まれるものとそうでないものがあります。たとえばアスピリンのように、オスだけの寿命を延伸するものと、ラパマイシンのようにオスとメス両方の寿命を延ばすものなどです。

メトホルミンの現在地

逆に、ＩＴＰで寿命への効果が見えなかったものには、クルクミン、魚油、緑茶抽出物、メトホルミン、レスベラトロールなどが含まれます。クルクミンはウコンに含まれている成分として有名で、抗炎症や抗酸化作用から脳、筋肉、肝臓の機能を改善することが報告されていますし、メトホルミンやレスベラトロールは有名な老化抑制成分なので、かなり意外な報告ではないでしょうか。

第1章でも述べた通り、メトホルミンによる老化を標的とした治療臨床試験は、アメリカで意欲的に実施されています。メトホルミンという化合物には、エイジング・ホールマークスの中でも、⑤オートファジーの機能低下、⑥栄養センシングの異常、⑦ミトコンドリアの機能異常、⑩細胞間コミュニケーションの変化、⑪慢性炎症など多岐にわたる範疇で影響力があります。そのため糖尿病だけでなく、認知症、骨粗鬆症、動脈硬化など加齢に伴う多くの疾患予防が期待され、健康寿命の革新による莫大な経済効果も託されているのです。たとえば、経済学者のアンドリュー・スコット教授やシンクレア博士は、メトホルミンの価値を1年で38兆米ドル、10年後には367兆米ドルと評価しています。[*11] 他にも、メトホルミンを処方した糖尿病患者の死亡率の低下[*12]や、線虫やマウスのメス、がんやハンチントン病のモデルマウスの寿命を延ばしたりすることなどの報告も、注目に値するところです。

ただし、**メトホルミンの老化抑制の有効性については、まだまだ検証が続いているのが現状**です。

アメリカのメディケアに基づくサンプルデータ「ＭＣＢＳ（Medicare Current Beneficiary Survey）」の解析では、メトホルミンの死亡率への有効性は確認されていません。試験によって結果が異なる上に、健常者での結果は臨床試験の結論待ちであるからです。実際に、線虫を使用した実験では、高齢期でのメトホルミン処方は代謝を阻害してしまい、寿命をかえって短くしてしまうことが指摘されています。[*13]

老化をサイエンスとする意義

寿命延伸効果が認められた、グリシンに注目してみましょう。

グリシンは、非必須アミノ酸です。必須アミノ酸とは異なり、体内で合成することができるアミノ酸です。人体には多く存在し、エビやホタテなど魚介類にもたくさん含まれています。「睡眠の質を高める」と謳ったサプリメントとして、街中で見かけることも多いのではないでしょうか。

老化の世界では、線虫、ハエ、マウス、ラットなどの実験動物で試され、８～12％程度のグリシンが食事に含まれることによって寿命延伸効果があると示されています。[*14] それと共に、がんや心肥大抑制にも効果が見られます（心肥大とは、心臓の筋肉が厚くなる状態のことです）。

ヒトを対象とした研究でも、2型糖尿病患者が1日5000㎎のグリシンを3カ月摂取することで、炎症性サイトカインと、血糖値のマーカーであるHbA1cが減少したと報告されています。他にも、1日1000〜1万5000㎎の幅広い用量で摂取した研究から、脳卒中、狭心症、統合失調症、メタボリックシンドロームへの有効性が示唆されています。[*15]

エイジング・ホールマークスにも即してみましょう。

グリシンは、⑤オートファジーの機能低下、⑥栄養センシングの異常、⑦ミトコンドリアの機能異常、⑪慢性炎症といった老化現象をポジティブに制御します。特徴的なことは、このグリシンの寿命延伸効果が、メチオニン合成酵素に依存している点です。メチオニン合成とは、エピゲノムや抗酸化作用などの重要な役割を担う働きです。つまり、グリシンはメチオニンあっての存在で、もしもメチオニン合成酵素（metr-1）とS－アデノシルメチオニン合成酵素（sams-1）の遺伝子に変異が起きて機能が失われると、グリシンを投与しても寿命が延びなくなることが線虫による研究から明らかにされています。

　メチオニンはかつお、まぐろ、鶏肉、豚肉、鶏卵、ほうれん草、ブロッコリー、にんにくなどに含まれていますが、メチオニン制限食は、線虫、ハエ、マウスなどの寿命を延伸します。グリシン摂取と同じようにメチオニンを制限することで、逆にメチオニン合成経路やオートファジーの活性化、そしてインスリンシグナル経路ＩＧＦ－１の抑制といった効果があります[*16]。これは一見不可思議ですが、ネガティブフィードバックといわれる働きです。抑制されたメチオニンを補おうと、グリシンがメチオニン経路を活性化させるのです。反対にメチオニンを余分に摂りすぎると、メチオニンを合成しないでおこうとブレーキがかかるため、寿命延伸には逆効果になると考えられます。

カロリー制限だけでなく、グルコース（ブドウ糖）を制限した場合でも、出芽酵母を使った実験では寿命が延びますが、メチオニンを添加するとこの効果が打ち消されるようです。そのため、一方でエイジング・ホールマークスにとってプラスでも、他方でエイジング・ホールマークスにマイナスであれば相殺されてしまうという悲しい現実が実験的にも証明されています。

ちなみにメチオニンだけでなく、「幸せホルモン」といわれるセロトニンや、眠りの質を高めるメラトニンを増やすために、「必須アミノ酸の『トリプトファン』を摂りましょう！」という触れ込みも、たびたび目にします。トリプトファンは乳製品、レバー、大豆製品、ナッツという代表的な健康食品に多く含まれています。

他にも耳にするものとして、「ＢＣＡＡ（Branched Chain Amino Acid：分岐鎖アミノ酸）」と呼ばれる必須アミノ酸がサプリとして販売されていますが、ＢＣＡＡを制限することで寿命の延伸効果が報告されています。[*17] ちなみにＢＣＡＡはアミノ酸のバリン、

ロイシン、イソロイシンです。ここで、

「BCAAは筋肉などに重要じゃないか⁉　BCAAがミトコンドリアでエネルギーを作ってくれるんだから」

と思った人は、正しい半面、要注意でもあります。なぜならBCAAは脂肪蓄積やインスリン抵抗性の増加（太りやすくなる）を引き起こし、心血管疾患や糖尿病、サルコペニアのリスクを増大させるからです。とはいえ、

「だからメチオニン、トリプトファン、バリン、ロイシン、イソロイシンを全部摂るべきではない！」

といいたいわけでは決してありません。BCAAも生きていく上で重要なアミノ酸であり、高い安全性も確認されています。ただし現時点では、高齢者にとって、BCAAの摂取が健康寿命の延伸に効果があるのかないのかなどについては、明確な答えがありません。最終的には、個人個人に合わせて適切に調合していく必要があるのでしょう。

老化は、若年期、中年期、更年期と分かれていて、人生における長い期間の積み重ね

になります。ここで強調したいのは、**老化をサイエンスとして適切な年齢、性別、タイミングと量で検証していく必要がある**ということ。そして繰り返すまでもなく、それらを議論する際に「エイジング・ホールマークスが必要不可欠な指針となるだろう」ということです。

第4章

老化を抑制する実学

老化と睡眠障害

ここまで述べてきたことを、簡単におさらいしましょう。

・私たちの生活習慣いわばライフスタイルは、後天的な要因として身体機能や疾病に影響を与えている。

・日々の生活習慣は、ＤＮＡの情報である遺伝子の使い方を決めるエピジェネティクスとして、人体に記憶されていく。

・こうしたエピジェネティックな変化を調べることで、ヒトのエイジング・クロック（生物学的年齢）を測ること（＝老化の測定）が可能である。

・ＢＭＩや血糖値、睡眠などが悪化すれば、老化の客観的指標であるエイジング・クロックが加速したり、エイジング・ホールマークスが生じて老化が進む。

本章では、これらの老化を制御する実学について、さらに見ていきたいと思います。まずは、老化抑制に効果的な日頃の習慣から始めましょう。

全米睡眠財団（ＮＳＦ／National Sleep Foundation）によれば、成人の一晩当たりの必要な睡眠時間は７～９時間です。それにもかかわらず65歳以上の高齢者の総睡眠時間は、一晩当たり通常６・５～７時間程度です。

ちなみに、私自身はショート・スリーパーで、平均睡眠時間は５時間弱です。ですがまだ、睡眠が断片化したり、日中に眠気を感じることはありません。徹夜明けの昼食後はたまに眠くなりますが、夜はコーヒーを飲んだ直後でも入眠まで一瞬です。ただし、就寝直前までブルーライト満載のパソコンと照明の下にいると、寝つくのに時間がかかりますし、睡眠の質も悪くなるようです。

睡眠には、レム（ＲＥＭ／Rapid Eye Movement）睡眠と、ノンレム（ｎｏｎ－ＲＥ

M）睡眠があります。双方を交互に繰り返しながら、記憶の形成や、脳内から代謝産物を排除するといったさまざまな働きをしています。眠らせないことが拷問の一つの手段であることからもわかるように、最悪の場合、眠りの欠乏が死へとつながることもある。いわば、**食事よりも緊急性を要する大切な機能であるのが睡眠**です。

実際に睡眠障害は、認知症やうつ病、糖尿病といった疾患の発症リスクになります。さらに、加齢に影響を受けやすいのも大きな特徴の一つです。睡眠の質や効率の低下、睡眠の断片化、日中の眠気、もしくは小さな物音でも起きてしまうなど、大なり小なりの睡眠障害は加齢に伴い増えていきます。

睡眠は、男女の性差が顕著に見られます。37歳から92歳までの2500人以上を対象にした調査では、ノンレム睡眠のうち、脳波の周波数が低い「徐波睡眠《じょは》」に違いが見られました。70歳以上の男性では、55歳以下の男性に比べて徐波睡眠が50％も減少しています。また、女性に比べて男性のほうが3倍も徐波睡眠不足に陥ることがわかりました。*1

つまり、加齢ばかりでなく性差も、睡眠の質に影響を与えることが示されています。実際、徐波睡眠の減少が認知症の危険因子である可能性も科学的に報告されています。[*2]

概日リズムと老化抑制

1日24時間内で変化する体内時計、いわゆる「概日リズム」も加齢に伴い変化します。

体内では、脳の視《し》床《しょう》下部にある視《し》交叉《こうさ》上核《じょうかく》（SCN）という小さな領域がタイマーの働きをしています。いわば〝体内時計〟であり、人体の制御システムです。具体的には、眼の網膜からの光による合図を受けて、外的時間と内的時間を合わせています。一般的に体内時計の指標といえば、メラトニンやコルチゾールといったホルモンの増減や体温の変化が挙げられますが、加齢に伴い1日のうちでの振幅やピークが低下し、リズムも乱れてしまうことがあります。概日リズムの乱れは、肥満や心血管疾患といった疾患リスクの誘因にもなります。

また、カロリー制限による老化制御の際に重要な働きをする「NAD＋」にとっても、この概日リズムは重要です。なぜなら体内でNAD＋が再合成されるときに欠かせない「Nampt（ナンピーティー）」と呼ばれる酵素も、概日リズムの影響を受けるためです。[*3]

つまり、概日リズムによって、体内のNAD＋量は変化する。**体内のNAD＋は、概日リズムに乗って、24時間周期で変化している**というわけです。

ちなみにNAD＋は、ミトコンドリアの活性化による筋肉や心臓、脳の機能改善など、さまざまな老化のリスクを正常化することが報告されています。そのため多くの人が先述の通り、NAD＋のサプリメントとして、NMNやNR（ニコチンアミドリボシド）を手に取られているようです。

私自身も、NMNを毎朝摂取しています。ただし、夜には摂取しません。

その理由は、先ほど述べたように、NAD＋は体内でリズムを刻んでいるからです。

実際にマウスのデータでは、本来NAD＋の量が下がっていなくてはいけない時間帯にNMNを与えてNAD＋量を上げてしまうと、支障をきたすことが示されました。脂質代謝に関わる遺伝子の低下や、〝時計遺伝子〟と呼ばれる概日リズムをつかさどる遺伝子群が逆転してしまうのです。つまり、ご飯を食べるタイミングと体内の分子的な時計があべこべになってしまい、代謝異常が引き起こされるのです。

「NMNやNRを摂取すると、身体に良い」という情報だけで間違った服用をしてしまうと、実は老化を促進させるためにサプリを飲んでいることにもなりかねません。老化の分子メカニズムに基づいた用法と用量、それらのしっかりした見極めが重要です。

運動による老化コントロール

次に、日常的な運動について見てみましょう。

日頃から体力を維持することが健康に良いのはいうまでもありません。科学的見地からも、持久力の高い人は、同年代の体力がない人に比べて「死亡率が3〜5倍低い」と報告されています。

しかし、その効果は年齢によって異なるものでしょうか？　また、どの程度の運動が良く、しかも、いつ運動すべきなのか？　しかもそれによって、身体のどの機能が具体的に改善されるのか？　これらの指標と老化の関係は未だ明確ではありません。

たとえば、夜間にスポーツ・ジムに通い、プロテインを摂取しながら筋力を鍛えている人もいます。こうした運動習慣について、健康寿命や老化の観点から見て「本当に有益なのか？」と問われた場合、まだまだ検証の余地があります。外見を良くするだけでなく、適切な運動が個人にとってどの程度重要であり、何を食べるべきか、エイジング・ホールマークスや生物学的年齢の観点からも考える必要があるということです。

60〜65歳の健康な男性を対象に、定期的な運動トレーニングを行っているグループと行っていないグループでの筋肉組織を比較した場合、体脂肪率や持久力に差があることはもちろん、ＤＮＡのメチル化が低いことがわかっています。先述の通り、メチル化は

DNAの遺伝子の使い方を変えるエピジェネティクスの一つであり、エイジング・ホールマークスにも関連しています。実際、メチル化によりエネルギー代謝や酸化ストレスなどの遺伝子の発現も変わります。

6カ月間の運動介入がもたらす実質的な効果も報告されています。健康な男性の脂肪組織において、遺伝子のメチル化の増加や代謝遺伝子の改善に影響を与えたことが示されたのです。

これらの研究成果から、運動がエピジェネティクスに影響を与えている事実が明らかになっています。要は、**エイジング・ホールマークスのコントロールは、DNAのメチル化が重要である**ということです。ただし、これらの指標は臓器や性別、年齢によって異なるため、個々のケースでさらに考える必要があります。

一方で女性の場合、年齢と共に卵胞刺激ホルモンや黄体形成ホルモンが増加し、抗ミューラー管ホルモン（AMH）が減少する傾向が報告されています。ホルモン補充療法（HRT）がメチル化DNAに与える影響についての研究では、若返りの効果が見られる一方で、がんや血栓のリスクが高まる可能性もあると報告されています。

ただし現時点では、長期間にわたる研究がないため、どの程度の運動が適切かについては明確な答えがありません。また、プロテインや特定の栄養素の摂取が老化にどのように影響するかも不明です。自分自身の老化を理解し、適切にコントロールするためには、個々のケースに即した指標がさらに必要になってきます。

科学リテラシーを高める〝ダ・イ・フク〟

ともかく睡眠、運動、食事のいずれにしても、基本的な知識を蓄えた上で、自分なりの最善策を見つけるのが最も良いと思います。

ただし、もう一つ最後に付け加えたいことがあります。それは、新しい技術や情報が発表されたときには、安易に飛びつかないようにしてください。

それは正しい情報か？

科学的な裏付けがあるのか?

安全性は保たれているのか?

これだけＳＮＳが発達した社会では、正しい情報と並んで不正確な情報が存在しているからです。それに対抗する手段が、「ダ・イ・フク」です。


ダ・誰の情報か。

イ・いつの情報か。

フク・複数の人による情報か。


これを気にするだけでも、科学リテラシーは格段に向上します。

「ＩＣＤ-11」が示す老化

ＷＨＯのウェブサイトに、国際疾病分類（ＩＣＤ）が記載されています。これは、医療専門家によって標準化された健康トレンドや統計を示すための基盤となる分類です。傷害、疾病、死因に関する約1万7000のコードを組み合わせることで、約160万以上の臨床的な状態を分類できる機能を備えています。

2022年1月1日に発効した最新の「ICD－11」は、老化研究に関して大きな注目を集めました。なぜなら2018年に公表された当時の「ICD－11」では、「old age（老化）」いわゆる老年期を疾患として分類するかどうかが議論の的となっていたからです。

ICDには、「MG2A」と呼ばれる「他に分類されない症状、徴候、臨床所見」という診断カテゴリーがあります。その中で以前より使用されていたコードR54の「senility（老衰）」を「old age（老化）」に置き換えるかどうかが検討されたのです。

そこには「老衰」という言葉に対する問題意識があります。実際、暦年齢が不明確な人に「老衰」という言葉が不適切に使用された、という社会問題がその背景にあるようです。「old age（老化）」についても「pathological（病的）」を付けるかどうかが検討され、最終的には削除されています。[*4]

加齢が多くの疾患の危険因子であることは誰もが知っていますが、老化自体を病気として扱うかどうかは、今も議論の的となっています。加齢は個人差や環境の差異を大きく受けるので、世界的な基準で測ることが難しいためです。

本書で繰り返し述べてきた、エイジング・クロック（生物学的年齢）を用いた健康促進や介護への応用などは、現時点では世界の共通認識には至っていません。仮に死亡診断書や医療記録に単に「老化」と記されたりすれば、多くの人が違和感を覚えるでしょう。

また、日本で「25歳以上お断り」や「65歳以上は割引」などの謳い文句がありますが、暦年齢よりも生物学的年齢が示される社会になれば、年齢差別ならぬ〝エイジング・クロック差別〟が生じるリスクもあります。実際にブラジルでは「老いは病ではない（#VelhiceNãoÉDoença）」というキャンペーンが行われ、国民的に議論が盛り上がりメディアでも大きく取り上げられました。

老化はさまざまな疾患や身体的機能低下のリスクとなる。このメッセージを強調するために、WHOは「old age（老化）」を「ICD－11」に加える検討を行いました。その結果、「加齢に伴う内在能力の低下（Ageing associated decline in intrinsic capacity）」という用語が、MG2A診断カテゴリーに記載されています。

一連のプロセスからわかるのは、「old age（老化）」という言葉自体が、依然として議論を呼ぶ非常に大きな概念として捉えられている現状でしょう。ただし拡張コード（XT9T）の「pathological（病的）」が、「biological（生物学的）」に置き換えられています。その背景にあるのは、老化とは**複雑な臨床的状態を表すものではなく、生物学的な状態を表すものである**との判断でしょう。

病気未満の現在地

「老化」という言葉を疾患として扱えば、大なり小なり反発が起こります。健康状態を無視して高齢者を不適切に扱ったり、ひいては社会構造にも影響を与えかねないからです。

実際、医薬品や医療機器の認定・承認を行うアメリカ食品医薬品局（FDA）や欧州医薬品庁（EMA）などの機関は、老化を疾患として認めていません。医薬品や医療機器の第一原則は、特定の患者層に対する実質的な治療効果です。しかも、確固たるデータによって明らかにされていることが前提です。それに対して、老化については患者層を特定しづらく、実質的な治療効果のデータもありません。ゆえに疾患として認められていないのです。

しかし、老化がほぼすべての人に影響を与えるものであることはFDAも認識しています。[*5] 老化を抑制できれば、認知症、心筋梗塞、サルコペニア、加齢黄斑変性症、骨粗鬆症、悪性腫瘍などの加齢に関連した疾患の発症を抑えられ、身体機能が改善される可能性があることは認めています。そのため、老年医学の臨床医や老化研究者との間で積極的な意見交換が行われていますが、それでも国の機関として老化を疾患と明確に認める段階には至っていません。

その一方で、老化に関する創薬を目指したバイオテックや研究が米国を中心に盛んになっています。なぜなら**現在の課題は解決可能であり、将来的に大きな市場に成長すると考えられている**からです。

私自身は、2003年前後から老化研究に興味を持つようになりました。当時はカロリー制限が寿命を延ばす重要な因子として知られ始め、NAD＋、サーチュイン、IGF－1（インスリン様成長因子）などの成長因子も明らかになりつつありました。とはいえ、まだ、雲をつかむような状態だったのです。それから20年近くが経ち、多くの研究者による研究成果の積み重ねによって少しずつ雲が晴れていき、老化の実態がわかってきました。これらの研究成果を社会実装化へ進めていくのが、私の世代の務めであると思っています。

老化治療実装化へのハードル

研究の実用化という意味で、老化を標的としたメトホルミンの臨床試験（TAME）がFDAによって承認され実施されている現状は、大きな進歩といえます。

先述の通り、もともと2型糖尿病の治療薬として使用されていたメトホルミンについて、アメリカ国立老化研究所の「ITP」では寿命の延長効果は見られませんでした。

しかし、線虫やハエなどのモデル生物では寿命を延ばし、2型糖尿病患者では死亡率の抑制効果が見られました。これらの結果は、メトホルミンが単一の疾患ではなく、心筋梗塞、脳卒中、がん、認知症など加齢に関連する複数の疾患の抑制や治療の手段となる期待値を高めています。

もしかすると、メトホルミンという一つの薬を処方するだけで、健康寿命が5年延びると科学的に証明されるかもしれません。さらに臨床面でもリスクを上回るメリットが得られるとなれば、国の機関による承認を経て医師の処方が可能になります。

そのとき、あなたはどうするか。

自分の健康寿命を自分の選択で延ばせる未来において、老化を抑制する薬を家族に勧めますか？

老化を抑制する薬で死亡リスクが減少する場合、処方してもらいますか？

病気になるリスクが減り、身体機能が確実に回復することがわかれば、多くの人はその薬を求めることでしょう。ただし、その実質的な効果を感じるまでに長い時間がかかる場合は、一般社会に波及するにはまだまだハードルが高い——。

この時間に関する課題を、前述のＴＡＭＥ試験も抱えています。

数多くの多様な被験者を対象とした長期間の試験には、ぼう大な費用がかかります。

しかも、どのような人に、どのようなタイミングで、どれだけのメトホルミンを処方すれば良いのか——。この問いに対する明確な答えを得るためには、試験結果を常に注視する必要もあります。

だからこそ、**エイジング・クロックのような、老化を抑制する薬の効果を瞬時に確認できるシステムが重要**になってくるのです。将来的にエイジング・クロックは、DNAのメチル化や臨床的データ、歩行や脈拍、脳波などの身体機能を捉えるさまざまなデバイスを組み合わせたシステムとなるはずです。

誰にでもできる実学

仮にここ2～3年のうちに「老化は疾患である」とFDAが認めたり、あるいはWHOが認めたりするとしましょう。そうなれば、おそらく世界観は一変するはずです。

老化の予防が、当たり前のことになるからです。

これまで老化とは、老化し始めた人や、老化の手前に差しかかっている人にとっての関心事でした。けれども老化が疾患であるなら、年齢に関係なく予防を考えるようになるはずです。

たとえば現在でも、将来がんになるリスクを下げるために若いうちから医療手段を取る人は数多くいます。もっと身近な例でいえば、毎年冬になるとインフルエンザの予防接種を受けるのは常識的な事柄になっています。これと同じように、

「老化を防ぐために、毎年○○の予防接種を受けましょう」

といったキャンペーンが展開される日がくるわけです。老化の対象年齢は、今よりぐっと下がることでしょう。

あるいは、老化に対する先制医療が行われる可能性もあります。

先制医療とは、個人の遺伝子情報や生活環境などのデータを基に、将来的に罹りやす

い疾病を予測して、発症する前に何らかの介入を行う医療です。

たとえば、

「あなたは糖尿病を発症しやすい家系に生まれました。遺伝子情報を解析すると、確かに糖尿病になりやすい傾向が見られます。さらに生まれてから現在、つまり20歳になるまでの食生活や運動習慣などのデータも踏まえて、総合的に診断すると、現状を放置すれば25歳ぐらいで糖尿病を発症するリスクがとても高い。だから、今から○○を朝9時に10g食べて、5㎞のウォーキングを毎日心がけてください」

などと診療してもらえる。おかげで将来、何もしなければ発症しただろう糖尿病にならずに済む。

同じような先制医療が、老化でなされるようになる。

そのとき、何歳から老化の先制医療を始めるのが良いか。この問いには、今のところ答えられません。ただし、センチネリアンが幼少期に何らかのストレスを受けていた事例を踏まえるならば、老化の先制医療は、できる限り幼い頃から始めるのが良い……。そんな考え方もあり得ます。

だからぜひ実践してもらいたいのが、エイジング・クロックやエイジング・ホールマークスといった老化の概念に基づいて、**日頃から睡眠、運動、食事などを見直しながら楽しむ暮らし方**です。

現在、老化の予防や治療の領域で、100％の正解はありません。近年では、断食模倣食（FDM／Fasting mimicking diet）といった4～7日間にわたるカロリー、タンパク質、炭水化物の摂取量を下げる方法が、動物実験からヒトの試験まで行われています。これによって、認知症や糖尿病といった疾患を予防する効果も示されています。そのような新しい手法が生まれるたびに、

「これは、どのエイジング・ホールマークスに効果があるんだろう？」

「どんな老化抑制指標に則っているのかな？」

などといった老化をデザインする関心と実践こそが、一人ひとり誰にでもできる老化抑制の実学なのです。

第5章

老化を超える社会

日米の老化研究の違い

ここまで紹介してきた老化研究は、基本的にアメリカで行われているものがほとんどです。

私自身についても同様です。先述の科学学術誌『セル』に掲載された研究の開始時点は、私はシンクレア博士の研究室にいました。今から十数年も前のことです。

帰国後も研究を続けていますが、日本で老化に特化して研究に取り組んでいる人の数は実は多くはありません。しかも日本では、アメリカに比べて老化をテーマにするベンチャー企業がほとんどありません。

この日米の違いは、一体何に起因するのか。

そもそも研究者たちの依って立つ考え方、少し大げさに表現するなら哲学が違うのではないか、というのが私なりの推論です。

研究職に携わる人間は基本的に「博士」です。博士とは「Ph.D」、すなわち「Doctor of Philosophy」。直訳すれば「哲学博士」であり、研究者とは本来、自分なりの哲学に則って研究職を生業《なりわい》とする人です。

その視点で日本の老化研究を俯瞰すると、昨今の日本国内での研究費のあり方の問題もあり、哲学の重心が医療に偏っているように思えるのです。対症療法とまではいいませんが、老化によって引き起こされるさまざまな症状への対応（予防）が老化研究のメインとなっているように思われます。

ある意味それは、日本の恵まれた姿を表しているともいえるでしょう。日本の医療制度は世界の中でも際立って優れています。国民皆保険制度のもとに、体調を少々崩しただけでも診療を受けられ、医療費も薬代も自己負担は極力抑えられています。対して、アメリカは異なります。日本のような保険制度ではなく、手厚く保護されるためには、それなりの金銭負担で民間の保険に入る必要がある。すると、自分の健康は自己責任だという意識が育つでしょう。少しでも長生きしたいと考えるようになるだろうし、その延長線上で「老化したくない」という自覚も強くなる。となると、そもそも「老化とは何か」という疑問も日常的な問題になってくる。要するに、健康の表裏一体として、老化を考えるようになるのではないでしょうか。

私自身は、WHOが現時点で提言しているように、生物学的な現象として老化を捉えています。

第2章で言及したアシュリーの生涯が、私にとっての老化の象徴でもあります。あくまでも**老化とは、生物学的年齢を測ること**でもあるからです。

アシュリーは、自分の人生の「限界（リミテーション）」を常に意識していたから、それに則った人生観で生きていました。

「必ず寿命が尽きるのは、僕だってアシュリーと変わらない」

老化こそ、生命にリミテーションすなわち「時間という概念」を吹き込むのだ、と。

そう考えると、自分や自分を取り巻く社会にとって、老化研究の開拓の余地はまだまだあることがわかりました。なぜなら時間の価値（＝健康寿命）とは、科学とイノベーションによって変化し得るものだからです。

老化で時間の価値を知る

「老化って、何？」

「健康って、どういうこと？」

「人間の寿命が１００歳を超えて延びていったら、どうなる？」

アメリカで研究していたときに、幾度となくこのような会話が飛び交いました。研究室ばかりでなく、カフェやクラブでも、話し好きが集まるといつしかこんな話題になるのです。

決まって最後は、「なぜ、生きるのか」。なぜ、僕らは死ぬ存在なのに、生きるのか――。明るく白熱したものです。こうした死への意識、それは時間への意識に他なりません。

地球上の生物の中で、時間を意識している生き物は、おそらく人だけです。

しかもその意識は人によって大きく異なります。たとえば、病気でも事故でも九死に一生を得るような体験をした人は、朝目覚めただけで、かなりの幸福感を抱くことでしょう。逆に、時間は無限に続いていくかのように今日の日を生きている人もいるでしょう。

人によって、全く異なるのが、時間の観念です。

時間に高い価値を見出している人にとっては、老化防止や若返りは哲学であると同時にビジネスにもなります。人生において、必要不可欠なものだからです。マーケティングの大家、ピーター・ドラッカーの言葉を借りれば、ビジネスとは価値と対価の交換であり、価値を決めるのは対価を支払う顧客である。ゆえに、**人生の時間の価値への投資（＝ビジネス）が、老化研究を刷新する可能性が大いにある**のです。すでにアメリカでは、老化防止や若返りは、生物学のテーマであると同時にビジネス分野の重要なキャラクターを担いつつあります。

アルトス・ラボの起業

アメリカに、「アルトス・ラボ（Altos Labs, Inc.）」というベンチャー企業があります。若返りをテーマにしたライフサイエンス企業です。２０２１年秋の起業時には30億ドル、すなわち日本円にして約４５００億円もの資金が集まりました。通常のベンチャーであれば、スタートアップに集まる資金は数千万円レベルといわれます。特に有望視されるベンチャーでも、数億円にとどまります。しかしアルトス・ラボには、途方もない資金が集まったのです。

なぜ、とんでもない期待を集めたのか。

資金提供者にはアマゾン創業者のジェフ・ベゾス氏も名を連ねています。ベゾス氏は1964年生まれ、つまり還暦間近であったといえば納得する人も多いのではないでしょうか。彼らのようなシリコンバレーの超富裕層にとって、「若返り」は何よりもの望みなのでしょう。人が決して越えられない「不老不死」の壁を、最先端の科学で乗り越える。アルトス・ラボの研究室は、そんな近未来を現実のものとして見据えています。

2022年の1月には、山中伸弥教授が同社の上級科学アドバイザーになりました。当時の報道で山中教授は、「近年、細胞をプログラミングして若返らせることが科学的に実現できるようになってきており、全く新しい病気の治療法開発につながる可能性がある」と述べています。

実際、再生医療で効果をあげた山中4因子を使い、老化した細胞を初期化して若返らせる研究が進められているのは第1章で述べた通りです。**山中因子は、世界中が注目する老化のリセット・スイッチ**なのです。直近では私の恩師シンクレア博士も、山中因子による緑内障の治療において、若返りの成果を出しました。先述の通り、私自身が関わる研究チームも、マウスで成果を得ています。ただし研究を重ねた結果、4つの遺伝子すべてを使うとがん化する恐れがあるため、現在は3つの遺伝子による実験を進めています。

シンクレア博士の表現を借りれば、「老化研究では、細胞のリプログラミングがまず間違いなく次のフロンティアになるだろう」(『LIFESPAN』)。そしてそれが社会に実装化されるタイミングは、早ければ20年以内に訪れるというのが私の推測です。

非線形な変化である老化

早老症が私に与えてくれた大きな示唆が、もう一つあります。

老化の「可逆性」です。

一般的な老化のイメージは、不可逆性です。徐々に身体全体が衰え始め、ひとたび老化が始まれば、もう二度と元には戻れない。このように一方向に進んでいく現象は、「線形現象」とも呼ばれます。

けれども、老化が本当に線形現象かといえば、必ずしもそうとはいえないのではないか。

ハッチンソン・ギルフォード・プロジェリア症候群という、一つの遺伝子変異によって、DNAへの傷が蓄積されて老化が早まってしまう人体の病気。それは私にとって、

「たった一つの遺伝子が老化を制御してしまう」

という衝撃でした。それは、

「たった一つの遺伝子が老化を制御し得る」

ということを示してもいました。


老化を制御する遺伝子の働きに介入できれば、進んだ時計を巻き戻せる。一方通行だと思っていたヒトの老化は対面通行になる。老化を線形現象だと決めつけるのは、まだ早い――そのような確信に至ったのです。

先述の通り、加齢に伴って変化するのは、遺伝子そのものではなくエピゲノム情報です。遺伝子自体が変化するのではなく、遺伝子の発現パターンが変わっている。レシピ本の喩えを思い出してください。付箋紙の位置が変わったのであれば、もう一度正しい位置に貼り直せばいいのです。そうすれば、レシピ本は元通りに使えるはず。

老化は、非線形な変化である。

この特性を活用するために、第3章で触れた**エイジング・ホールマークスを一つひとつ解決（＝遺伝子介入）することが求められる**のです。

現時点で実現しているものの一つは、先述の通り、DNAのメチル化を測る検査です。がんの早期診断にも、この検査は使われようとしています。

基本的に、DNAのメチル化は加齢によって進みます。本来、そのパターンは恒常性の高いものとみなされていたのですが、実は加齢の影響を受けやすいことが近年になって判明しました。ヒトゲノムのメチル化パターンは、高くなったり低くなったり、生涯にわたりかなり変化します。

わかりやすい例は、がんの種類によって特定の遺伝子周辺のDNAメチル化状態が異なることです。そのため何のがんがあるのか早期に発見したり、治療後の予後予測として期待されています。

ここで、少し立ち止まってみましょう。老化の指標をある程度得られているならば、最も大事なことは、社会においてそれをどう判断し、どう活用するかという点ではないでしょうか。次章では、それについてさらに掘り下げてみたいと思います。

第6章

老化を普遍化する技術

理想的な生物学的年齢

「人生は短いが、人生で最も長いものだ(Life is short, but it's the longest thing you'll ever do.)」

そんな言い回しがあります。

生まれてから死ぬまでの人生は、人生において最も長い。あなた、そして私が所有する最長のものが、人生という時間だという意味です。

20代や30代の頃は、1年が永遠のように感じることさえあるでしょう。そして50歳や60歳になると、初めての経験がぐっと減り、喜びも驚きも失われ、1年があっという間に過ぎてしまいます。時間の認識は不思議なものです。

1900年前後の明治時代の日本人の平均寿命は、42〜44歳だったようです。今からおよそ120年前のことです。300年前の江戸期に遡っても、平均寿命は35〜40歳と大差ありません。そう考えれば、この120年の間に急速に寿命が延びたことは地球にとっても予想外の異常事態なのだと思います。つまり、120年前は、ヒトが80歳まで生きるなんて信じられない長生きで、江戸時代に庶民の間で広まった元服《げんぷく》からも15～17歳は立派な大人という感覚は当然だったのでしょう。

寿命が急速に延びた時代に豊かな人生を送るためには、**時間の本質を知ることが必要不可欠**です。

本書ではここまで、最先端の領域も含めた老化研究の隆盛をたどってきました。最終章では、理想的な生物学的年齢を考察しながら、エイジング革新を社会に実装化する課題についてまとめたいと思います。

さまざまな老化研究が世界で進められている中で、合意形成が難しいもの。それが、理想的な生物学的寿命です。一体、ヒトは何歳ぐらいまで生きるのが、科学的に妥当なのか。今のところ、この問いには誰も答えられません。

先述の通り、120年前の平均寿命は現在の半分ほどでした。日本では1899（明治32）年から「日本帝国人口動態統計」という出生数や死亡数の調査が行われており、現在は厚生労働省のウェブサイトで見ることができます。そのデータを見ると、1899年は「出生数138万6981」に対して、「乳児死亡数21万3359」、「新生児死亡数10万8077」ということで、乳児死亡率15％、新生児死亡率7・8％になっています。ちなみに2011年のデータを見ると、乳児死亡率0・2％、新生児死亡率0・1％なので、120年前は75〜78倍の確率で、天然痘やインフルエンザ、はしか、おたふく風邪といった感染症によって亡くなっていたことが推測できます。

平均寿命はどれだけ延びる？

平均寿命は、国の公衆衛生や社会情勢によっても大きな差が生まれます。たとえば、近年エチオピアの平均寿命が3年延伸した要因として、安全な水へのアクセス、女性の教育とジェンダーエンパワメントなどが挙げられています。同様にブラジルでの2年延伸は、政治、経済、医療保障、不平等の是正などといった、私たちが想像する要因とはまた別の課題が存在していることがわかります。

平均寿命は概して国民所得の増加と共に延伸しますが、同じような国民所得であっても想定される平均寿命と異なるパターンを示すケースが存在し、**集団における健康や寿命がいかに複雑な要因が絡み合った結果であるかが想像できる**のです。

逆に、日本のように国民皆保険制度に守られている国では、誰もが必要なときに、必要な医療サービスを受けられます。だとすれば、この先も過去120年のように倍化して、現在の平均寿命80歳から160歳になるのでしょうか。これも、否定も肯定もできない問いであることだけは確かです。

１８２５年、イギリスの数学者でありアクチュアリー(保険数理士)のベンジャミン・ゴンペルツ氏は、ヒトの寿命には上限があることを説《と》きました。年々指数関数的に増加する死亡リスクとの関係からです。２０１６年には、遺伝学のヤン・ヴィジュ博士らのグループが、最長死亡年齢の解析結果から「１２５歳が人の寿命の限界だろう」と述べています。[*1]

ちなみに、現在の最長寿記録は、１９９７年に他界したフランス人女性ジャンヌ・カルマンさんの１２２歳5カ月です。そうしたこともあり、私たちは１２５歳前後の寿命の壁を意識しがちですが、これらはあくまでも過去のデータに基づくものであることを忘れてはいけません。何しろ１９００年の世界では、日本人の平均寿命が80歳に及ぶことなんて夢にも想像できなかったでしょうし、今後、生物学的な老化抑制によって寿命を選択できる世界になれば、誰もが80歳の平均寿命を「そんなに短命だったのか」と思うでしょうから。それほどまでに、大きな革新が過去をぬりかえていくのです。

うか。

老化は全世代の健康課題

ところで日本では今、何歳ぐらいまで生きるのが「理想」と考えられているのでしょうか。

センチネリアン、すなわち100歳という節目は、最近ますます身近なものになっています。そんな流れがあるからでしょう、2023年から「100歳に聞く。〜人生最高の瞬間〜」というバラエティ番組の放映も始まりました。ある程度の視聴率が取れる、つまりこのような情報を望む視聴者がいるからこそ生まれた番組でしょうし、背景には信頼のおけるスポンサーもついていることでしょう。「百寿者に興味を持つ人たちの存在」を、この番組は示してくれています。

ある日の放送で、沖縄、つまり世界の5大ブルーゾーンの一つが取り上げられていましたが、取材チームが訪ねた先では、お年寄りが数人集まってゲートボールを楽しんでいました。その中の最年少は89歳。最年長ではなく、最年少が、です。

「ゲートボールは、毎週何曜日にやってるのですか」と訊ねると、

「ゲートボールやらないのは、日曜だけだ」と普通に返ってくる。

100歳のおばあちゃんの家を訪ねると、玄関は鍵がかかっておらず、いつも誰かが出入りしている。要するにおばあちゃんの様子を、周囲の人たちが自然に見守っているわけです。

おばあちゃんに「何してるときが、一番楽しいですか」と訊くと、「テレビ見てるときだな」と答える。食事にしても、カップラーメンを平気で食べていたりする。

この人たちは、長生きしようと思って頑張っているわけでは、全くない。周りの人たちと仲良くしながら、自然に楽しく生きているだけです。

もしかすると、「何歳まで生きるのがいいか」などという目標設定は必要ない。そんなことを気にせず、いつのまにか100歳を超えている。そんな老い方が、一つの理想かもしれません。少々辛口な言い回しに、「100歳まで生きたければ、100歳まで生きたいと思わせることをすべてやめること」という表現もありますが、老い方は生き方に他ならず、「どう老いるかは、どう生きるか」なのかもしれません。

だとすれば、老化は、決して老人問題ではありません。

老いた人々に特化した難題や難問ではなく、**老化抑制とは、全世代かつ全性別の健康課題であるといえるでしょう。**

むしろそれは、喜ばしいことです。なぜなら、全世代の健康問題となることで、老化抑制は対症療法ではなく積極的な予防療法になるからです。そうなれば医療保険機関の認可も善処され、若返りなどの技術が一部の富裕層のためのものにはならなくなるでしょう。

老年科学の普遍化と実装化

そんな中で注目したいのが、アメリカの長寿バイオテクノロジー協会「Longevity Biotechnology Association（LBA）」です。老化産業における教育やガイドライン作りを行う非営利団体で、研究者や投資家、製薬企業などが集まり、次のような老化科学の枠組みを表明しました。

1　使命：加齢に関連する疾病を予防・回復し、新規介入により健康寿命を延伸する。

2　創薬アプローチ：強力なエビデンスに基づき、老化プロセスに影響を与える経路を明らかにする。

3　初期臨床開発と薬事承認：特定の疾患の治療薬としての開発を行い、その後、複数の加齢関連疾患の予防薬や健康寿命の延伸薬として承認取得を目指す。

4　多疾患と健康寿命をターゲットにすること：多疾患および健康寿命を対象として、他の適応症の臨床試験と同レベルの厳密性を適用し、十分な検出力を有する臨床試験を実施し、規制当局による医薬品の承認を目指す。

少々難しい表現もありますが、老化がほぼすべての病気の主な原因であることを医療保健機関が認め、それを治療できる社会を求めているわけです。要は、**老化問題の普遍化であり、老年科学の社会実装化**です。具体的には、

- **老化業界の世界標準の設定**
- **老化産業の関係者育成**
- **老化に関連する病気の予防**
- **健康寿命延伸のための老化研究**

この4つを主軸にしながら、アメリカを中心とした非臨床研究や臨床試験が日々着実に進められているところです。

ライフサイエンス企業の世界的躍進

前章で紹介したアルトス・ラボを筆頭とするライフサイエンス業界も、ここ数年の勢いには目を瞠《みは》るものがあります。

最近話題を集めているのが、「レトロ・バイオサイエンス（Retro Biosciences）」です。ここには、ＯｐｅｎＡＩやＣｈａｔＧＰＴで有名なサム・アルトマン氏が２５０億円近くを個人投資しています。他にも、我が師シンクレア博士が参画する「ライフ・バイオサイエンス（Life Biosciences）」、合成生物学の父としても著名なジョージ・チャーチ博士が参画する「リジュビネート・バイオ（Rejuvenate Bio）」など、さまざまなプロジェクトがスタートアップとして進められています。その一つの「ターン・バイオ

（Turn Biotechnologies）」は米国西海岸で立ち上げられ、スタンフォード大学のビットリオ・セバスティアーノ博士が共同創業者の一人として名を連ねています。ここでは、先述の山中因子を用いた遺伝子介入による老化抑制が応用されています。

社会実装化への動きは年々増えています。たとえば、若返りに特化した企業が集まる国際イベントも、ベルリンで2年ごとに開催されています。「リジュビネーション・バイオテック・サミット（Rejuvenation Biotech Summit）」です。ここでは、山中因子に限らず血液交換術や老化細胞の除去（セノリシス）といった手段が注目されています。

バイオテックとは第3章でも触れましたが、**「バイオ」と「テクノロジー」を合わせた造語で、生物の能力や性質を活かした技術**のことです。

このように、老化研究の〝ラボ〟は従来の研究室にとどまりません。遺伝子介入から創薬まで、老化抑制の開発はここ数年でさらに新しい発見を重ねていくでしょう。

「寿命が250年ならばどうするか?」

「科学者は、人と逆の方向を向いて走る」

私は常にそう考えています。信念といってもいいかもしれません。生物学という哲学は、思いもよらなかったところに鉱脈があり、先人が関心を持たなかったところに答えがあるからです。

ここまで述べてきたように、私たちが生きている**今という時代は、ヒトの寿命の転換期**だといっても過言ではありません。近い将来、10年単位の規模で健康寿命が延びる可能性があるのです。

実際、科学者たちが目指しているのは、こんな会話が一般的になる社会です。

「どれくらいの寿命を望みますか?」

「気候変動の探究を木星で取り組みたいので、200年以上は生きたいです」

「わかりました。あなたの健康寿命を250歳ほどに保つ処方はこれですよ」

「寿命が250年に延びたら、何をしたいですか」

実は、私はこの質問をときどき周りの人たちにしています。ちょうど本書の執筆中にも、ベンチャー企業の創業者やCEOの集まりがあり、この問いを投げかけてみました。

その答えが、実にバラエティにとんでいておもしろかった。

「とりあえず、10年ぐらいは寝たい」

「人生80年を3度繰り返す。ということは、3回起業できる。最高だね」

「10回ぐらい結婚しようかな」

「一体、子どもを、何人育てたらいいんだ?」

「たぶん、人生にすっかり飽きてしまいそう」

「もしかしたら、早く死なせてくれって頼むかもしれない」

これらは、「寿命が250年ならばどうするか?」への返答です。もしも、「何歳まで生きられるのかわからない」まま、身体の不調に応じてメンテナンスをしながら250年ぐらい生きていくとしたらどうでしょう。その場合の人生観もまた、望む人望まない人それぞれのものになるでしょう。

老化の正体と今後の展望

老化の多様性について、最後にもう一度繰り返したいと思います。生物種間で多様性にとんでいる老化と寿命は、老化の正体と今後の研究展望を見据える上で非常に重要だからです。

研究のモデルとして、線虫、ショウジョウバエ、マウス、ヒトなどが主として着目されますが、本書でこれまで述べてきた通り、地中や深海で生きる生物の長寿については解明の余地がまだまだ残されています。

地中に生息するハダカデバネズミの細胞は、老化細胞の蓄積を抑制するためにセロトニン代謝が働いています。深海魚として100年以上の寿命を持つロックフィッシュには免疫機能の制御がある。そして400年超の寿命を持つニシオンデンザメの加齢システムについては、未知の領域だといっていいでしょう。

今後の老化研究においては、哺乳類を中心に生物種のぼう大なサンプルがプロファイリングされ、DNAのメチル化を比べる研究が続けられていくことでしょう。長寿に関連するメチル化と、逆に死亡リスクを伴うメチル化を対照させることで、長寿種に影響を与えているメチル化現象を特定するのです。実際に、哺乳類約340種にわたる1万5000サンプルを比較した結果、最大寿命を示すDNAのメチル化と、マウスの加齢や死亡に影響するメチル化パターンが異なることが明らかにされています。

では、今後20年の老化研究によって、社会はどのように変化するのでしょう。

参考になるのが、この30年間の発展です。今から30年前、1990年代に寿命を制御する遺伝子が発見され、２０００年代にその分子の解析が進みます。特に２０００年代初頭といえば、酵素ＮＡＤを用いたサーチュイン活性化による長寿効果が、酵母で実証されました。

ここから研究に弾みがつき、エピゲノムが明らかにされ、エピジェネティックな変化の仕組みが解明されたのです。そして２０１０年代に、リジュビネーションすなわち若返りの概念が生まれ、細胞に介入する老化制御法が今日まで複数示されてきています。

これから20年先には何が求められていくか。

大別すれば、次の三つになるでしょう。

1　エイジング・クロックをはじめとする疾患と結びついた老化の指標作り（バイオマーカーの確立）

2　リジュビネーションやモデル動物を使用した新しい老化の分子機序（標的の単離）

3　老化の明確な定義と臨床・開発と保険を含めた社会への組み込み（バイオテックの実装）

何よりもまず、エイジング・クロックの概念が広く行き渡っているでしょう。たとえば、晩ごはんに濃厚なラーメンを食べたとします。すると、その一食がどれほど寿命に影響を与えたかがわかるようになっている。そこまで精緻化された個人のバイオデータを基に、老化保険システムが整備されている。

こうして何を食べれば良いか、どのような運動を続ければ良いかも、個人にカスタマイズしたメニューが提供可能になる。それを日頃から順守する人には「エイジングＮＩＳＡ」が与えられ、老化を治療してもらえる。

20年後であれば、１５０歳ぐらいまでの寿命延伸治療が創薬によって可能になると私は考えています。そうなると定年退職などの就労常識も変わってくるでしょう。経験豊富でかつ健康なエイジング・クロックを持つ人は、常に人生を更新する社会になっている。要は、**老化のない社会の到来**です。

「老化のない社会で、あなたはどう生きたいですか」

この現実的な問いに対する一人ひとりの応答が、老化なき社会の方向性を作ります。老化を運命として受け入れない。老化を選ばない生き方がある。生物学と社会学という二つの哲学の融合の果てに、老化制御の頂《いただき》がある、という展望です。250歳までヒトが生きるコミュニティが天国になるかその逆か。人類が前者の道を歩むためにも、広義な老化の意義と機能を着実に見極めながら、老化研究に邁進していきたいと思います。

バイオテックと死生観

そもそも「長生き」という概念が憧れをもって一般化したのは、日本でもせいぜいこの半世紀ぐらいの出来事ではないでしょうか。第1章でも述べたように、戦後10年時点の平均寿命は70年にも達していなかったのです。

そこからどんどん長寿化が進みましたが、それでも人生80年時代に入ったのは女性が1984年で、男性は2013年です。平均寿命が延び続けている現在も、人々の人生観や死生観に定型スタイルがあるとはいえません。むしろ、十人十色だといっていい。

一方でテクノロジーは、加速度的に進歩しています。たとえば、わずか30〜40年ぐらい前の世界、インターネットなどが普及していなかった社会では、メールではなく手紙やファクスでやりとりしていたわけです。それが今ならZoomなどを用いて、海外にいる相手ともリアルタイムで対面しながら話せる。あるいはChatGPTなど生成AIの怒濤の進化を踏まえるなら、今後のバイオテックの進化に私たちの死生観が追いつくのは至難の業になるかもしれません。

だからこそ、未来の心構えが大切です。

人生の予習だと思えば、ぐっと身近に感じられるかもしれません。そして私たちの日常には、そんな心構えがすでに実践されています。

たとえば、住友生命保険が提供を始めた「Ｖｉｔａｌｉｔｙ」のようなプログラムです。同社のホームページでは、次のように説明されています。

「Ｖｉｔａｌｉｔｙは、『運動や健康診断などの取組みをポイント化し評価する』という仕組みを通じてリスクそのものを減らす健康プログラムです[*2]」

若い頃から健康維持を意識する。すなわち、積極的に老化を抑制する。そうすれば、その努力に対してポイントが付与される。そのポイントを貯め続ければ、歳を取ったときの治療や療養に活用できる。健康への意識をポイント化（＝貨幣化）する考え方です。

新しいサイエンスコミュニティ「ＶｉｔａＤＡＯ（https://www.vitadao.com）」の誕生も注目に値します。長寿研究をテーマとするこのコミュニティでは、研究のための資金援助を求めています。そこで自分の健康データや血液サンプルなどを提供すれば、報酬として仮想通貨がもらえます。将来の老化抑制治療に活用できるような仕組みが想定されているのです。このような〝老化しない未来〟を見据えた取り組みが、ここ数年でますます増えるのは間違いありません。

もしも寿命が250年になったとき、人生の可能性がどれだけ広がるか。

そんな頭の体操が人生の予習となり、**バイオテックの躍進にも惑わされない死生観の礎になる**と信じています。

エピローグ〜老化はソーシャル・プラットフォームである

ブラッド・ピットと、ケイト・ブランシェット主演の『ベンジャミン・バトン　数奇な人生』（2008年）が、個人的に最も好きな映画の一つです。

おじいさんのような風貌で生まれてきたベンジャミン・バトンが、成長と共に若返っていき、最終的には赤ん坊になっていく姿は、老化研究で目にする研究データとも一致するところが多いのです。というのも、歳を取った細胞や臓器は本来赤ちゃんのとき、もしくはお母さんのお腹の中にいるときにしか発現しない遺伝子を持つようになるからです。

まさに、老人と赤ん坊は表裏一体なのかもしれません。

そして物語の後半に、年老いたデイジー（ベンジャミンのパートナー）が若返ったベンジャミンとバレエ教室で再会します。「また若くなってる」というデイジーに対して、「外見だけさ」とベンジャミンが答えるシーン。これは、老化研究が進んだある一つの未来を色濃く映しているようにさえ見えます。

また、映画『GHOST IN THE SHELL／攻殻機動隊』（1995年）の中で、義体化（サイボーグ化）した草薙素子《くさなぎもとこ》がこんなことをいいます。

「電脳と義体によってより高度な能力の獲得を追求した挙句、最高度のメンテナンスなしには生存できなくなった」

このセリフもまた、寿命がコントロール可能になった未来を暗示するかのようです。寿命をコントロールし続けるあまり、逆に、老化と技術に束縛される未来が訪れるかもしれないからです。

老化は、他の生物学や医学研究とは異なります。特徴的な点は、老化が人々の欲求や文化や宗教といった精神面に結びついていることです。紀元前の古代エジプトしかり、秦の始皇帝しかり。太古の昔から人々は、多様な手段で老化にアプローチし続けているのです。

そんな老化を科学すること。すなわち老化の分子生物学的な理解は、文化や宗教と絡み合いながら、個人の健康だけでなく、交通、貨幣、宇宙、食品、環境など多岐にわたる次元で影響を与えます。いわば、ソーシャル・プラットフォームであるともいえるのが、老化という標的です。

日本人は本来、「生」に対して仏教や武士道、華道、茶道などさまざまな方向から考えてきた民族であったように思います。「抗加齢（アンチエイジング）」といった自分自身のみに向かう旧態依然の概念に囚われずに、日本という特色を活かした寿命というシステムについて深く生物学的なエビデンスを含めて議論すること。それこそが、世界の老化研究を日本がリードするきっかけになるのではないか――そんな妄想を、私は強く抱いています。

私個人としても、老化研究やバイオテックを通した社会実装を挑戦していきたいと思います。また、民間と連携した若い人材育成の仕組みを立ち上げることで、老化研究がますます盛り上がっていくことを期待しています。

2024年3月　　早野元詞

第4章　老化を抑制する実学

＊1　Redline S, Kirchner HL, Quan SF, Gottlieb DJ, Kapur V, Newman A. The effects of age, sex, ethnicity, and sleep-disordered breathing on sleep architecture. Arch Intern Med. 2004 Feb 23;164(4):406-18.

＊2　https://pubmed.ncbi.nlm.nih.gov/37902739/

＊3　Escalante-Covarrubias Q, Mendoza-Viveros L, González-Suárez M, Sitten-Olea R, Velázquez-Villegas LA, Becerril-Pérez F, Pacheco-Bernal I, Carreño-Vázquez E, Mass-Sánchez P, Bustamante-Zepeda M, Orozco-Solís R, Aguilar-Arnal L. Time-of- day defines NAD+ efficacy to treat diet-induced metabolic disease by synchronizing the hepatic clock in mice. Nat Commun. 2023 Mar 27;14(1):1685.

＊4　https://www.who.int/standards/classifications/frequently-asked-questions/old-age

Rabheru K, Byles JE, Kalache A. How “old age” was withdrawn as a diagnosis from ICD-11. Lancet Healthy Longev. 2022 Jul;3(7):e457-e459.

＊5　Rolland Y, Sierra F, Ferrucci L, Barzilai N, De Cabo R, Mannick J, Oliva A, Evans W, Angioni D, De Souto Barreto P, Raffin J, Vellas B, Kirkland JL; G.C.T-TF group. Challenges in developing Geroscience trials. Nat Commun. 2023 Aug 19;14(1):5038.

第6章　老化を普遍化する技術

＊1　Dong X, Milholland B, Vijg J. Evidence for a limit to human lifespan. Nature. 2016;538:257-259.

＊2　https://vitality.sumitomolife.co.jp/

＊11　Scott AJ, Ellison M, Sinclair DA. The economic value of targeting aging. Nat Aging. 2021 Jul;1(7):616-623.
＊12　Effect of intensive blood-glucose control with metformin on complications in overweight patients with type 2 diabetes (UKPDS 34). UK Prospective Diabetes Study (UKPDS) Group. Lancet. 1998 Sep 12;352(9131):854-65. Erratum in: Lancet 1998 Nov 7;352(9139):1558.
Aroda VR, Edelstein SL, Goldberg RB, Knowler WC, Marcovina SM, Orchard TJ, Bray GA, Schade DS, Temprosa MG, White NH, Crandall JP; Diabetes Prevention Program Research Group. Long-term Metformin Use and Vitamin B12 Deficiency in the Diabetes Prevention Program Outcomes Study. J Clin Endocrinol Metab. 2016 Apr;101(4):1754-61. doi: 10.1210/jc.2015-3754.
＊13　Espada L, Dakhovnik A, Chaudhari P, Martirosyan A, Miek L, Poliezhaieva T, Schaub Y, Nair A, Döring N, Rahnis N, Werz O, Koeberle A, Kirkpatrick J, Ori A, Ermolaeva MA. Loss of metabolic plasticity underlies metformin toxicity in aged Caenorhabditis elegans. Nat Metab. 2020 Nov;2(11):1316-1331.
＊14　Johnson AA, Cuellar TL. Glycine and aging: Evidence and mechanisms. Ageing Res Rev. 2023 Jun;87:101922.
＊15　Liu YJ, Janssens GE, McIntyre RL, Molenaars M, Kamble R, Gao AW, Jongejan A, Weeghel MV, MacInnes AW, Houtkooper RH. Glycine promotes longevity in Caenorhabditis elegans in a methionine cycle-dependent fashion. PLoS Genet. 2019 Mar 7;15(3):e1007633.
＊16　Plummer JD, Johnson JE. Extension of Cellular Lifespan by Methionine Restriction Involves Alterations in Central Carbon Metabolism and Is Mitophagy- Dependent. Front Cell Dev Biol. 2019 Nov 28;7:301.
＊17　Yao H, Li K, Wei J, Lin Y, Liu Y. The contradictory role of branched-chain amino acids in lifespan and insulin resistance. Front Nutr. 2023 Jun 20;10:1189982.

developmental variant of the nematode Caenorhabditis elegans. Dev Biol. 1975 Oct;46(2):326-42.
Jiang WI, De Belly H, Wang B, Wong A, Kim M, Oh F, DeGeorge J, Huang X, Guang S, Weiner OD, Ma DK. Early-life stress triggers long-lasting organismal resilience and longevity via tetraspanin. Sci Adv. 2024 Jan 26;10(4):eadj3880.
＊5　Raus AM, Fuller TD, Nelson NE, Valientes DA, Bayat A, Ivy AS. Early-life exercise primes the murine neural epigenome to facilitate gene expression and hippocampal memory consolidation. Commun Biol. 2023 Jan 7;6(1):18.
＊6　Tabata H, Otsuka H, Shi H, Sugimoto M, Kaga H, Someya Y, Naito H, Ito N, Abudurezake A, Umemura F, Kiya M, Tajima T, Kakehi S, Yoshizawa Y, Kawamori R, Watada H, Tamura Y. Effects of exercise habits in adolescence and older age on sarcopenia risk in older adults: the Bunkyo Health Study. J Cachexia Sarcopenia Muscle. 2023 Jun;14(3):1299-1311.
Sharples AP, Polydorou I, Hughes DC, Owens DJ, Hughes TM, Stewart CE. Skeletal muscle cells possess a 'memory' of acute early life TNF-α exposure: role of epigenetic adaptation. Biogerontology. 2016 Jun;17(3):603-17.
＊7　Newman SJ. Early-life physical performance predicts the aging and death of elite athletes. Sci Adv. 2023 May 19;9(20):eadf1294.
＊8　Laukkanen T, Kunutsor SK, Khan H, Willeit P, Zaccardi F, Laukkanen JA. Sauna bathing is associated with reduced cardiovascular mortality and improves risk prediction in men and women: a prospective cohort study. BMC Med. 2018 Nov 29;16(1):219.
＊9　Longo VD, Mattson MP. Fasting: molecular mechanisms and clinical applications. Cell Metab. 2014 Feb 4;19(2):181-92.
＊10　López-Otín C, Blasco MA, Partridge L, Serrano M, Kroemer G. Hallmarks of aging: An expanding universe. Cell. 2023 Jan 19;186(2):243-278.

Suzuki Y, Iwama A, Nakagami H, Nagasawa A, Morishita R, Sugimoto M, Okuda S, Tsuchida M, Ozaki K, Nakanishi- Matsui M, Minamino T. Senolytic vaccination improves normal and pathological age-related phenotypes and increases lifespan in progeroid mice. Nat Aging. 2021 Dec;1(12):1117-1126.

第3章　老化を見える化する科学

＊1　Ni X, Wang Z, Gao D, Yuan H, Sun L, Zhu X, Zhou Q, Yang Z. A description of the relationship in healthy longevity and aging-related disease: from gene to protein. Immun Ageing. 2021 Jun 25;18(1):30.

＊2　Moskowitz DM, Zhang DW, Hu B, Le Saux S, Yanes RE, Ye Z, Buenrostro JD, Weyand CM, Greenleaf WJ, Goronzy JJ. Epigenomics of human CD8 T cell differentiation and aging. Sci Immunol. 2017 Feb;2(8):eaag0192.

Zhang H, Jadhav RR, Cao W, Goronzy IN, Zhao TV, Jin J, Ohtsuki S, Hu Z, Morales J, Greenleaf WJ, Weyand CM, Goronzy JJ. Aging-associated HELIOS deficiency in naive CD4〈sup〉+〈/sup〉 T cells alters chromatin remodeling and promotes effector cell responses. Nat Immunol. 2023 Jan;24(1):96-109.

＊3　https://www.hsph.harvard.edu/news/press-releases/health-and-happiness-center/

＊4　López-Otín C, Blasco MA, Partridge L, Serrano M, Kroemer G. Hallmarks of aging: An expanding universe. Cell. 2023 Jan 19;186(2):243-278.

Padilla PA, Ladage ML. Suspended animation, diapause and quiescence: arresting the cell cycle in C. elegans. Cell Cycle. 2012 May 1;11(9):1672-9.

Burton NO, Furuta T, Webster AK, Kaplan RE, Baugh LR, Arur S, Horvitz HR. Insulin-like signalling to the maternal germline controls progeny response to osmotic stress. Nat Cell Biol. 2017 Mar;19(3):252-257.

Cassada RC, Russell RL. The dauerlarva, a post-embryonic

good_life_lessons_from_the_longest_study_on_happiness?language=ja

第2章　老化を革新させる哲学

＊1　Hashimoto K, Kouno T, Ikawa T, Hayatsu N, Miyajima Y, Yabukami H, Terooatea T, Sasaki T, Suzuki T, Valentine M, Pascarella G, Okazaki Y, Suzuki H, Shin JW, Minoda A, Taniuchi I, Okano H, Arai Y, Hirose N, Carninci P. Single-cell transcriptomics reveals expansion of cytotoxic CD4 T cells in supercentenarians. Proc Natl Acad Sci U S A. 2019 Nov 26;116(48):24242-24251.
＊2　Bhaskaran K, Dos-Santos-Silva I, Leon DA, Douglas IJ, Smeeth L. Association of BMI with overall and cause-specific mortality: a population-based cohort study of 3·6 million adults in the UK. Lancet Diabetes Endocrinol. 2018 Dec;6(12):944-953.
＊3　https://www.researchgate.net/publication/376583494_The_Information_Theory_of_Aging
＊4　Yang JH*, Hayano M*, Griffin PT, Amorim JA, Bonkowski MS, Apostolides JK, Salfati EL, Blanchette M, Munding EM, Bhakta M, Chew YC, Guo W, Yang X, Maybury-Lewis S, Tian X, Ross JM, Coppotelli G, Meer MV, Rogers-Hammond R, Vera DL, Lu YR, Pippin JW, Creswell ML, Dou Z, Xu C, Mitchell SJ, Das A, O'Connell BL, Thakur S, Kane AE, Su Q, Mohri Y, Nishimura EK, Schaevitz L, Garg N, Balta AM, Rego MA, Gregory-Ksander M, Jakobs TC, Zhong L, Wakimoto H, El Andari J, Grimm D, Mostoslavsky R, Wagers AJ, Tsubota K, Bonasera SJ, Palmeira CM, Seidman JG, Seidman CE, Wolf NS, Kreiling JA, Sedivy JM, Murphy GF, Green RE, Garcia BA, Berger SL, Oberdoerffer P, Shankland SJ, Gladyshev VN, Ksander BR, Pfenning AR, Rajman LA, Sinclair DA. Loss of epigenetic information as a cause of mammalian aging. Cell. 2023 Jan 9:S0092-8674(22)01570-7.
＊5　https://www.juntendo.ac.jp/branding/report/155/
Suda M, Shimizu I, Katsuumi G, Yoshida Y, Hayashi Y, Ikegami R, Matsumoto N, Yoshida Y, Mikawa R, Katayama A, Wada J, Seki M,

immunosenescence, frailty and cardiovascular aging. Nat Aging. 2021 Jul;1:598-615.
＊10　Sinha M, Jang YC, Oh J, et al. Restoring Systemic GDF11 Levels Reverses Age-Related Dysfunction in Mouse Skeletal Muscle. Science. 2014; 344: 649-652.
＊11　Ocampo A, Reddy P, Martinez-Redondo P, Platero-Luengo A, Hatanaka F, Hishida T, Li M, Lam D, Kurita M, Beyret E, Araoka T, Vazquez-Ferrer E, Donoso D, Roman JL, Xu J, Rodriguez Esteban C, Nuñez G, Nuñez Delicado E, Campistol JM, Guillen I, Guillen P, Izpisua Belmonte JC. In Vivo Amelioration of Age-Associated Hallmarks by Partial Reprogramming. Cell. 2016 Dec 15;167(7):1719-1733.e12.
＊12　Yang JH, Petty CA, Dixon-McDougall T, Lopez MV, Tyshkovskiy A, Maybury-Lewis S, Tian X, Ibrahim N, Chen Z, Griffin PT, Arnold M, Li J, Martinez OA, Behn A, Rogers-Hammond R, Angeli S, Gladyshev VN, Sinclair DA. Chemically induced reprogramming to reverse cellular aging. Aging (Albany NY). 2023 Jul 12;15(13): 5966-5989.
＊13　Rabheru K, Byles JE, Kalache A. How "old age" was withdrawn as a diagnosis from ICD-11. Lancet Healthy Longev. 2022 Jul;3(7): e457-e459.
＊14　Chen S, Gan D, Lin S, Zhong Y, Chen M, Zou X, Shao Z, Xiao G. Metformin in aging and aging-related diseases: clinical applications and relevant mechanisms. Theranostics. 2022 Mar 6;12(6):2722-2740.
MIT Review https://www.technologyreview.jp/s/277851/saudi-arabia-plans-to-spend-1-billion-a-year-discovering-treatments-to-slow-aging/
＊15　Song CF, Tay PKC, Gwee X, Wee SL, Ng TP. Happy people live longer because they are healthy people. BMC Geriatr. 2023 Jul 18;23(1):440.
＊16　Razzoli M, Nyuyki-Dufe K, Gurney A, Erickson C, McCallum J, Spielman N, et al. (2018). Social stress shortens lifespan in mice. Aging Cell 17, e12778.
＊17　https://www.ted.com/talks/robert_waldinger_what_makes_a_

restriction improves health and survival of rhesus monkeys. Nat Commun. 2017 Jan 17;8:14063.
＊4　Kulkarni AS, Gubbi S, Barzilai N. Benefits of Metformin in Attenuating the Hallmarks of Aging. Cell Metab. 2020 Jul 7;32(1):15-30.
＊5　Yoshino J, Baur JA, Imai SI. NAD+ Intermediates: The Biology and Therapeutic Potential of NMN and NR. Cell Metab. 2018 Mar 6;27(3):513-528.
Rajman L, Chwalek K, Sinclair DA. Therapeutic Potential of NAD-Boosting Molecules: The In Vivo Evidence. Cell Metab. 2018 Mar 6;27(3):529-547.
＊6　Kawamura Y, Oka K, Semba T, Takamori M, Sugiura Y, Yamasaki R, Suzuki Y, Chujo T, Nagase M, Oiwa Y, Fujioka S, Homma S, Yamamura Y, Miyawaki S, Narita M, Fukuda T, Sakai Y, Ishimoto T, Tomizawa K, Suematsu M, Yamamoto T, Bono H, Okano H, Miura K. Cellular senescence induction leads to progressive cell death via the INK4a-RB pathway in naked mole-rats. EMBO J. 2023 Aug 15;42(16):e111133.
＊7　Ni X, Wang Z, Gao D, Yuan H, Sun L, Zhu X, Zhou Q, Yang Z. A description of the relationship in healthy longevity and aging-related disease: from gene to protein. Immun Ageing. 2021 Jun 25;18(1):30.
＊8　Inequalities in longevity by education in OECD countries
https://www.oecd-ilibrary.org/social-issues-migration-health/inequalities-in-longevity-by-education-in-oecd-countries_6b64d9cf-en
The impact of increasing education levels on rising life expectancy: a decomposition analysis for Italy, Denmark, and the USA
https://genus.springeropen.com/articles/10.1186/s41118-019-0055-0
＊9　Sayed N, Huang Y, Nguyen K, Krejciova-Rajaniemi Z, Grawe AP, Gao T, Tibshirani R, Hastie T, Alpert A, Cui L, Kuznetsova T, Rosenberg-Hasson Y, Ostan R, Monti D, Lehallier B, Shen-Orr SS, Maecker HT, Dekker CL, Wyss-Coray T, Franceschi C, Jojic V, Haddad F, Montoya JG, Wu JC, Davis MM, Furman D. An inflammatory aging clock (iAge) based on deep learning tracks multimorbidity,

注

プロローグ〜老化とは何だろう

＊1　WHO. Final Proposal for a Decade of Healthy Ageing.(2020). Available online at: https://www.who.int/docs/default-source/decade-of-healthy-ageing/final-decade-proposal/decade-proposal-final-apr2020-en.pdf(accessed September 15,2020).

第1章　老化をコントロールする知識

＊1　Levy SB, Klimova TM, Zakharova RN, Fedorov AI, Fedorova VI, Baltakhinova ME, Leonard WR. Evidence for a sensitive period of plasticity in brown adipose tissue during early childhood among indigenous Siberians. Am J Phys Anthropol. 2021 Aug;175(4):834-846.

Abeliansky AL, Strulik H. Hungry children age faster. Econ Hum Biol. 2018 May;29:211-220.

Chu SH, Loucks EB, Kelsey KT, Gilman SE, Agha G, Eaton CB, Buka SL, Huang YT. Sex-specific epigenetic mediators between early life social disadvantage and adulthood BMI. Epigenomics. 2018 Jun;10(6):707-722.

＊2　Djonlagic I, Mariani S, Fitzpatrick AL, Van Der Klei VMGTH, Johnson DA, Wood AC, Seeman T, Nguyen HT, Prerau MJ, Luchsinger JA, Dzierzewski JM, Rapp SR, Tranah GJ, Yaffe K, Burdick KE, Stone KL, Redline S, Purcell SM. Publisher Correction: Macro and micro sleep architecture and cognitive performance in older adults. Nat Hum Behav. 2021 Jan;5(1):172-174.

＊3　Colman RJ, Anderson RM, Johnson SC, Kastman EK, Kosmatka KJ, Beasley TM, Allison DB, Cruzen C, Simmons HA, Kemnitz JW, Weindruch R. Caloric restriction delays disease onset and mortality in rhesus monkeys. Science. 2009 Jul 10;325(5937):201-4.

Mattison JA, Colman RJ, Beasley TM, Allison DB, Kemnitz JW, Roth GS, Ingram DK, Weindruch R, de Cabo R, Anderson RM. Caloric

編集協力　竹林篤実
図版作成　谷口正孝
構成　大場葉子

早野元詞 はやの・もとし
1982年、熊本県生まれ。慶應義塾大学医学部整形外科学教室特任講師。老化、エピジェネティクスが専門。2005年、熊本大学理学部卒業。2011年、東京大学大学院新領域創成科学研究科メディカルゲノム専攻にて博士号（生命科学）取得。2013年より米ハーバード大学医学大学院に留学し、同大学院フェロー及びヒューマンフロンティアサイエンスプログラムフェローを経て、2017年より慶應義塾大学医学部眼科学教室特任講師に着任。同大学理工学部システムデザイン工学科および医学部精神・神経学教室特任講師を経て、2023年４月より現職。
https://www.hayano-aging-lab.com/

朝日新書
955

エイジング革命《かくめい》

250歳まで人が生きる日

2024年５月30日第１刷発行

著　者　早野元詞

発行者　宇都宮健太朗
カバーデザイン　アンスガー・フォルマー　田嶋佳子
印刷所　図書印刷株式会社
発行所　朝日新聞出版
〒104-8011　東京都中央区築地5-3-2
電話　03-5541-8832（編集）
　　　03-5540-7793（販売）

Published in Japan by Asahi Shimbun Publications Inc.
ISBN 978-4-02-295266-0
定価はカバーに表示してあります。

朝日新書

発達「障害」でなくなる日

朝日新聞取材班

こだわりが強い、コミュニケーションが苦手といった発達障害の特性は本当に「障害」なのか。学校や会社、人間関係などに困難を感じる人々の事例を通し、当事者の生きづらさが消える新しい捉え方、接し方を探る。「朝日新聞」大反響連載を書籍化。

藤原氏の1300年
超名門一族で読み解く日本史

京谷一樹

摂関政治によって栄華を極めた藤原氏は、一族の「ブランド」を最大限に生かし続け、武士の世も、激動の近現代も生き抜いた。大化の改新の中臣鎌足から昭和の内閣総理大臣・近衛文麿までの90人を取り上げ、名門一族の華麗なる物語をひもとく。

台湾有事　日本の選択

田岡俊次

台湾有事――本当の危機が迫っている。米中対立のリアル、思考停止する日本政府の実態、日本がこうむる人的・経済的損害の実相。選択を間違えたら日本は壊滅する。安保政策が歴史的大転換を遂げた今、老練の軍事ジャーナリストによる渾身の警告！

どろどろの聖人伝

清涼院流水

サンタクロースってどんな人だったの？　12使徒の生涯とは？　キリスト教の聖人は、意外にも2000人以上存在します。そのなかから、有名な聖人を取り上げ、その物語をご紹介。聖人伝を通して、日本とは異なる文化を楽しんでいただけることでしょう。

一億三千万人のための『歎異抄』

高橋源一郎

戦乱と飢饉の中世、弟子の唯円が聞き取った親鸞の『歎異抄』。救い、悪、他力の教えに、西田幾多郎、司馬遼太郎、梅原猛、吉本隆明は魅了され、著者も10年近く読みこんだ。『歎異抄』は親鸞の『君たちはどう生きるか』なのだ。今の言葉で伝えるみごとな翻訳。

ブッダに学ぶ　老いと死

山折哲雄

俗人の私たちがブッダのように悟れるはずはない。しかし、紀元前500年ごろに80歳の高齢まで生きたブッダの人生、特に悟りを開く以前の「俗人ブッダの生き方」と「最晩年の姿」に長い老後を身軽に生きるヒントがある。坐る、歩く、そして断食往生まで、実践的な知恵を探る。

ハーバードが教える最高の長寿食

満尾　正

ハーバードで栄養学を学び、アンチエイジング・クリニックを開院する医師が教える、健康長寿を実現する食事術。正解は、1970年代の和食。和食は、青魚や緑の濃い野菜、みそや納豆などの発酵食品をバランスよく摂れる。毎日の食事から、健康診断の数値別の食養生まで伝授。

藤原道長と紫式部
「貴族道」と「女房」の平安王朝

関　幸彦

光源氏のモデルは道長なのか？　紫式部の想い人は本当に道長なのか？　摂関政治の最高権力者・道長と王朝文学の第一人者・紫式部を中心に日本史上最長400年の平安時代の真実に迫る！　NHK大河ドラマ「光る君へ」を読み解くための必読書。

沢田研二

中川右介

芸能界にデビューするや、沢田研二はたちまちスターに。だが、「時代の寵児」であり続けるためには、過酷な競争に生き残らなければならない。熾烈なヒットチャート争いと賞レースを、いかに制したか。ジュリーの闘いの全軌跡。圧巻の情報量で、歌謡曲黄金時代を描き切る。

朝日新書

老後をやめる
自律神経を整えて生涯現役

小林弘幸

定年を迎えると付き合う人も変わり、仕事という日常もなくなる。環境の大きな変化は自律神経が大きく乱れ「老い」を加速させる可能性があります。いつまでも現役でいるためには老後なんて区切りは不要。人生を楽しむのに年齢の壁なんてない！　名医が説く超高齢社会に効く心と体の整え方。

限界分譲地
繰り返される野放図な商法と開発秘話

吉川祐介

全国で急増する放棄分譲地「限界ニュータウン」売買の驚愕の手口を明らかにする。高度成長期からバブル期にかけて「超郊外住宅」が乱造された経緯に迫り、原野商法やリゾートマンションの諸問題も取り上げ、時流に翻弄される不動産ビジネスへの警鐘を鳴らす。

老いの失敗学
80歳からの人生をそれなりに楽しむ

畑村洋太郎

「老い」と「失敗」には共通点がある。長らく「失敗」を研究してきた「失敗学」の専門家が、80歳を超えて直面した現実を見つめながら実践する、「老い」に振り回されない生き方とは。老いへの対処に生かすことができる失敗学の知見を紹介。

オホーツク核要塞
歴史と衛星画像で読み解くロシアの極東軍事戦略

小泉　悠

超人気軍事研究家が、ロシアによる北方領土を含めたオホーツク海における軍事戦略を論じる。この地で進む原子力潜水艦配備の脅威を明らかにし、終わりの見えないウクライナ戦争との関連を指摘し、日本の安全保障政策はどうあるべきか提言する。

人類の終着点
戦争・AI・ヒューマニティの未来

エマニュエル・トッド
マルクス・ガブリエル
フランシス・フクヤマ ほか

各地で頻発する戦争により、世界は「暗い過去」へと逆戻りした。一方で、飛躍的な進化を遂げたAIは、ビッグテックという新たな権力者と結託し、自由社会を脅かす。今後の人類が直面する「歴史の新たな局面」を、世界最高の知性とともに予測する。

ルポ　出稼ぎ日本人風俗嬢

松岡かすみ

性風俗業で海外に出稼ぎに行く日本女性が増えている。本書は出稼ぎ女性たちの暮らしや仕事内容を徹底取材。なぜリスクを冒して海外で身体を売るのか。貧しくなったこの国で生きていくとはどういうことか。比類なきルポ。

パラサイト難婚社会

山田昌弘

個人化の時代における「結婚・未婚・離婚」は何を意味するか？3組に1組が離婚し、60歳の3分の1がパートナーを持たず、男性の生涯未婚率が3割に届こうとする日本社会はどこへ向かうのか？　家族社会学の第一人者が課題に挑む、リアルな提言書。

財務3表一体理解法
「管理会計」編

國貞克則

「財務3表」の考え方で「管理会計」を読み解くと、どうなるか。原価計算や損益分岐などお馴染みの会計テーマが独特の視点で解説されていく。経営目線からの投資評価や事業再生の分析は「実践活用法」からほぼ踏襲。新しい「会計本」が誕生！

朝日新書

直観脳
脳科学がつきとめた「ひらめき」「判断力」の強化法

岩立康男

最新研究で、直観を導く脳の部位が明らかになった。優れた判断をしたいなら、「集中すること」は厳禁。直観力を高めるためには、むしろ意識を「分散」させることが重要となる。これまであいまいとされてきた直観のメカニズムを、脳の専門医が解説。直観を駆使し、「創造力」を発揮するための実践的な思考法も紹介する。

宇宙する頭脳
物理学者は世界をどう眺めているのか？

須藤　靖

宇宙物理学者、それは難解な謎に挑み続ける探求者である。奇人か変人か、しかしてその実態は。宇宙の外側には何があるか、並行宇宙はどこに存在するか？　答えのない謎に挑む彼らの頭の中から科学的なものの見方まで、物理学者のユニークな思考法を大公開！　筆者渾身の文末注も必読。

民主主義の危機
AI・戦争・災害・パンデミック――世界の知性が語る地球規模の未来予測

大野和基／聞き手・訳

中東での衝突やウクライナ戦争、ポピュリズムのさらなる台頭が世界各地に危機を拡散している。社会の変容は未来をどう変えるのか。今、最も注目される知性の言葉からヒントを探る。I・ブレマー、F・フクヤマ、J・ナイ、S・アイエンガー、D・アセモグルほか。

朝日新書

ルポ　若者流出

朝日新聞「わたしが日本を出た理由」取材班

新しい職場や教育を求め日本を出て海外へ移住する人々の流れが止まらない。低賃金、パワハラ、日本型教育、男女格差、理解を得られぬ同性婚など、閉塞した日本を出て得たものとは。当事者たちの切実な声を徹底取材した、朝日新聞の大反響連載を書籍化。

エイジング革命
250歳まで人が生きる日

早野元詞

ヒトは老化をいかに超えるか？　ヒトの寿命はいかに延びるか？　「老いない未来」が現実化する今、エイジング・クロックやエイジング・ホールマークスといった「老化を科学する」視点をわかりやすく解説する。国内外で注目を集める気鋭の生物学者が導く、寿命の進化の最前線！

損保の闇　生保の裏
ドキュメント保険業界

柴田秀並

談合、カルテル、悪質勧誘、ビッグモーター問題、レジェンド生保レディの不正、公平性を装った代理店の手数料稼ぎ……。噴出する保険業界の問題に向き合う金融庁は何を狙い、どう動くか。当局と業界の「暗闘」の舞台裏、生損保の内実に迫った渾身のドキュメント。